PSICOPATOLOGIA E PSICODINÂMICA NA ANÁLISE PSICODRAMÁTICA

VOLUME VI

CB032556

CIP-BRASIL. CATALOGAÇÃO NA PUBLICAÇÃO
SINDICATO NACIONAL DOS EDITORES DE LIVROS, RJ

D531p
v. 6

Dias, Victor R. C. S.
    Psicopatologia e psicodinâmica na análise psicodramática :
volume 6 / Victor R. C. S. Dias, Gabriel Augusto A. S. Dias ; ilustra-
ção Carol Falcetti. – São Paulo : Summus, 2018.
    184 p. : il.

    Inclui bibliografia
    ISBN 978-85-7183-208-4

    1. Psicopatologia. 2. Psicanálise. 3. Psiquiatria. I. Dias, Gabriel
Augusto A. S. II. Falcetti, Carol. III. Título.

18-47489   CDD: 616.89
                                                  CDU: 616.89

www.editoraagora.com.br

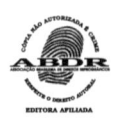

EDITORA AFILIADA

VICTOR ROBERTO CIACCO DA SILVA DIAS
GABRIEL AUGUSTO A. S. DIAS

PSICOPATOLOGIA E PSICODINÂMICA
NA ANÁLISE PSICODRAMÁTICA

VOLUME VI

EDITORA
ÁGORA

PSICOPATOLOGIA E PSICODINÂMICA NA ANÁLISE PSICODRAMÁTICA
Volume VI
Copyright © 2018 by Victor R. C. S. Dias e Gabriel Augusto A. S. Dias
Direitos desta edição reservados por Summus Editorial

Editora executiva: **Soraia Bini Cury**
Assistente editorial: **Michelle Neris**
Capa: **Daniel Rampazzo/Casa de Ideias**
Produção editorial: **Crayon Editorial**
Impressão: **Sumago Gráfica Editorial**

Editora Ágora
Departamento editorial
Rua Itapicuru, 613 – 7º andar
05006-000 – São Paulo – SP
Fone: (11) 3872-3322
Fax: (11) 3872-7476
http://www.editoraagora.com.br
e-mail: agora@editoraagora.com.br

Atendimento ao consumidor
Summus Editorial
Fone: (11) 3865-9890

Vendas por atacado
Fone: (11) 3873-8638
Fax: (11) 3872-7476
e-mail: vendas@summus.com.br

Impresso no Brasil

Sumário

Apresentação

Caro leitor,

Este livro foi escrito por mim e pelo Gabriel. Nossa ideia básica é possibilitar a psicoterapeutas (médicos ou psicólogos), assim como aos profissionais advindos de outras áreas, por meio de uma linguagem acessível, o entendimento da utilidade e dos benefícios da medicação durante o processo psicoterápico. Aproveito também para dar uma explicação sobre o funcionamento da "análise psicodramática" e do "mecanismo de reparação" utilizado por nós.

No Capítulo 1, faço um apanhado das principais diferenças entre o enfoque medicamentoso da psiquiatria clínica com base no diagnóstico sintomático e aquele baseado no diagnóstico psicodinâmico da análise psicodramática.

Dos capítulos 2 a 5 Gabriel descreve, também em linguagem acessível, os principais medicamentos psiquiátricos e suas formas de ação, efeitos colaterais e dosagens, visando principalmente à sua utilização na psicoterapia.

No Capítulo 6, descrevo como funcionam os principais medicamentos nas psicoterapias e sua interferência e ação na psicodinâmica do indivíduo.

No Capítulo 7, abordo quando e como indicar a medicação no contexto psicoterápico e, principalmente, explicito os mecanismos envolvidos para que o psicoterapeuta possa argumentar e esclarecer ao psiquiatra os efeitos desejados com a medicação, já que a maioria dos psiquiatras não é também psicoterapeuta.

No Capítulo 8, descrevo o histórico da transformação e adaptação do psicodrama moreniano na Argentina e, posteriormente, no Brasil, com base em atos terapêuticos e grandes grupos para uma psicoterapia processual de pequenos grupos, e principalmente como psicodrama individual e bipessoal até a criação, por mim, da análise psicodramática.

No Capítulo 9, dou uma explicação do mecanismo de reparação do comportamento dos clientes com o resgate e a integração do material excluído, tanto de primeira como de segunda zona, no referencial da análise psicodramática. Faço também referências sobre o conceito de algoritmos biológicos e a conduta do livre-arbítrio.

No Capítulo 10, Gabriel e eu discorremos sobre a psicoterapia com idosos e a delimitação da fronteira entre os aspectos psicológicos e os quadros orgânicos, apresentando os principais medicamentos utilizados nessa faixa etária.

No Capítulo 11, apresento os procedimentos e as condutas que utilizamos na integração dos novos grupos familiares constituídos por parceiros que vieram de outros casamentos, com ou sem filhos. Aproveito para atualizar e ampliar a questão da crise da maternidade e da paternidade nos casais atuais. Apresento também a avaliação que fazemos na análise psicodramática das transformações mais recentes da identidade sexual.

Por fim, no Capítulo 12, crio o conceito de expectativa de comportamento para ampliar, detalhar e sistematizar as situações desencadeadoras da angústia circunstancial.

Quero agradecer a Virgínia pelas valiosas observações e pela paciência na leitura e correção destes textos.

Um cordial abraço e boa leitura.

Victor

PARTE I

Análise psicodramática e medicamentos

1. Medicação em psicoterapia

Entendemos a psicoterapia como um processo de aceleração do desenvolvimento psicológico de um indivíduo que, por motivos diversos e em várias fases de sua vida, teve partes desse desenvolvimento bloqueadas.

Durante o processo psicoterápico e principalmente em algumas etapas do processo pode haver a necessidade de alguma ajuda medicamentosa que funcione como um facilitador para seu melhor andamento.

Os medicamentos utilizados são os mesmos indicados na psiquiatria clínica, mas os efeitos, doses e indicações desejados são diferentes. O objetivo deste livro é apresentar a psicodinâmica das medicações de acordo com as referências da análise psicodramática.

PSIQUIATRIA CLÍNICA X PSICOTERAPIA

São antigas as divergências entre os enfoques da psiquiatria clínica e os da psicoterapia psicodinâmica, acarretando uma competição e mesmo uma rivalidade entre psiquiatras clínicos e psicoterapeutas, o que acaba sendo desvantajoso para ambos. As principais diferenças são:

▶ *Diagnóstico* – O diagnóstico na psiquiatria clínica é sintomático, sendo a denominação da doença resultado da reunião e do agrupamento de vários sintomas afins, não se levando em conta os eventos psíquicos que os causaram. O diagnóstico psicodinâmico é dado basicamente levando em conta as causas, isto é, os conflitos psicológicos responsáveis pelos sintomas, que é o que chamamos de psicopatologia psicodinâmica.

▶ *Função do medicamento* – Na psiquiatria clínica o remédio é apresentado para o cliente como uma droga com poder curativo daquela sintomatologia, ao passo que, na psicoterapia psicodinâmica, ele é apresentado como uma droga auxiliar ao tratamento e a cura dos conflitos psicológicos causadores dos sintomas é feita por meio da psicoterapia.

▶ *Dosagem da medicação* – Na psiquiatria clínica a dose do remédio obedece ao critério de total remissão dos sintomas por determinado tempo conforme a doença, enquanto na psicoterapia utilizamos uma dosagem que apenas abranda os sintomas, possibilitando que o indivíduo exerça suas funções habituais. A remissão total dos sintomas, na psicoterapia, impede a abordagem dos conflitos psicológicos que os geram.

As posições radicais criam uma situação em que os psiquiatras clínicos supervalorizam o poder da medicação e desvalorizam o tratamento psicoterápico e os terapeutas são preconceituosos na utilização das medicações psiquiátricas. A radicalização cria uma postura de hostilidade entre psiquiatras e terapeutas e o maior prejudicado é o pobre do cliente, que acaba sendo atendido de forma incompleta por ambos os profissionais.

Na análise psicodramática postulamos que o psiquiatra clínico deve sempre levar em conta as causas intrapsíquicas e fazer a ancoragem da angústia patológica, mesmo que o atendimento seja de curta duração. O conceito da ancoragem envolve o clareamento e a ligação dos sintomas aos conflitos psicológicos geradores dos sintomas, mesmo que não se trabalhe o conflito e seus desdobramentos.

Postulamos também que o psicoterapeuta deve utilizar as medicações sempre que elas puderem auxiliar e acelerar o processo psicoterápico, seguindo os critérios da psicodinâmica dos medicamentos.[1]

Dentro dessa visão, a psicoterapia deve, ao mesmo tempo que trabalha os conflitos relacionais e intrapsíquicos, fazer o uso das medicações adequadas para cada fase do processo. Isso se torna muito fácil quando o psicoterapeuta é um psiquiatra ou tem a formação médica – no caso, um psiquiatra terapeuta ou um médico terapeuta. Ambos podem receitar medicações controladas e têm formação em clínica e farmacologia suficiente para o bom acompanhamento da evolução do cliente.

O grande problema reside no fato de que a maioria dos terapeutas tem formação em psicologia ou outras carreiras

---

1 Victor R. C. S. Dias, *Psicopatologia e psicodinâmica na análise psicodramática*, v. IV, Capítulo 1.

universitárias, visto que a profissão de terapeuta não é regulamentada como exclusividade dos médicos ou psicólogos. Esses profissionais não podem prescrever medicações, a não ser os medicamentos fitoterápicos.

Quando um cliente de psicoterapia em tratamento com um profissional não médico necessita de medicação, ele é encaminhado para um psiquiatra clínico, que irá medicá-lo conforme os critérios da psiquiatria clínica, e não com os critérios psicodinâmicos.

A combinação esdrúxula de um cliente tratado num processo de psicoterapia psicodinâmica e medicado por um psiquiatra com o referencial da psiquiatria clínica gera uma série de desentendimentos:

1. O psiquiatra vai medicar, conforme seu referencial teórico, no sentido de remissão total dos sintomas, o que frequentemente esvazia o processo psicoterápico. Na remissão total dos sintomas os conflitos e a angústia patológica deles resultante ficam tamponados e aparentemente desaparecem. Com isso, o cliente perde contato com seu mundo interno e tanto cliente como terapeuta ficam sem as pistas para continuar a abordagem dos conflitos.

2. A maioria dos psiquiatras clínicos não tem a menor noção de psicodinâmica. Muitos deles nunca tiveram contato com processos psicoterápicos e alguns não acreditam que a psicoterapia possa resolver conflitos, fruto de uma formação bastante deficiente dos departamentos de psiquiatria de muitas faculdades de Medicina. A maioria dos psicólogos, por sua vez, é leiga nesse quesito e não tem conhecimento de farmacologia e das medicações

psiquiátricas e seus efeitos correspondentes no indivíduo, fato que é também fruto de uma formação bastante deficiente das faculdades de Psicologia.

Diante do exposto, a comunicação entre psicólogos e psiquiatras clínicos é frequentemente desastrosa, ineficiente e às vezes até mesmo hostil. Conscientes dessa dificuldade, a partir de 2010 introduzimos nos cursos de formação em psicodrama clínico uma matéria para discorrer sobre medicação e a psicodinâmica das medicações em psicoterapia, o que tem se mostrado bastante eficiente.

Partimos da premissa de que "o psicólogo está proibido, por lei, de prescrever drogas de receita controlada, mas não existe nenhuma lei que o impeça de aprender a indicar e acompanhar a medicação e as ações medicamentosas em seus clientes".

Em um processo de psicoterapia, o terapeuta está mais apto a acompanhar e avaliar os efeitos da medicação pois está em contato frequente com o cliente (muitas vezes semanalmente), enquanto o psiquiatra o avalia com uma frequência menor (a cada três meses ou mais). Se o terapeuta tem algum tipo de formação em farmacologia e funcionamento das drogas psiquiátricas, ele consegue avaliar os efeitos medicamentosos e auxiliar o psiquiatra no processo de prescrição dos remédios.

A cadeira de Medicação em Psicoterapia e Psicodinâmica das Drogas Psiquiátricas, ministrada em nosso curso de formação em psicodrama clínico pela abordagem da análise psicodramática, é o conteúdo deste livro.

Temos conseguido, com esse curso, dar ao psicólogo/terapeuta os rudimentos básicos de farmacologia e efeito das drogas, além da psicodinâmica dos medicamentos, para que ele consiga indicar e acompanhar o resultado da medicação em seu cliente. Essa formação tem permitido que o diálogo com o psiquiatra se torne mais efetivo e com características mais técnicas.

Por outro lado, para os psiquiatras que se tornam terapeutas, essa matéria dá um entendimento mais aprofundado de psicodinâmica e principalmente da psicodinâmica das drogas psiquiátricas no contexto de uma psicoterapia.

Como a maioria dos terapeutas é psicóloga ou possui outras formações, tentamos utilizar uma linguagem menos médica e até mesmo menos técnica para um melhor entendimento.

2. Tranquilizantes e hipnóticos

Iniciaremos neste capítulo o estudo dos mecanismos de ação das medicações mais utilizadas na prática psiquiátrica atual, ressaltando as especificidades de cada classe de medicações e suas indicações tanto na psiquiatria clínica quanto no processo psicoterápico, inclusive com suas doses usuais e efeitos colaterais mais frequentes.

A ideia é apresentar, com um enfoque prático, uma compilação de informações sobre psicotrópicos voltada em especial para os profissionais que trabalham com psicoterapia e principalmente com a análise psicodramática. As indicações de uso de cada tipo específico de medicação no contexto psicodinâmico da análise psicodramática serão discutidas em capítulos posteriores. De início, vamos nos ater às bases bioquímicas do funcionamento dos psicofármacos. Não é do escopo deste livro fazer uma descrição detalhada dos mecanismos de ação ou da psicofarmacologia clássica nem de cada medicação disponível para uso, mas apresentar aos profissionais que têm contato diariamente com clientes utilizando esse tipo de medicação uma referência para o entendimento de como as medicações funcionam e dos efeitos esperados, tanto benéficos quanto colaterais, a fim de permitir uma interação maior entre os psicoterapeutas – que estão em posição privilegiada para avaliar as necessidades dos clientes e as alterações da medicação no decorrer do tempo – e os psiquiatras que receitam tais medicações.

O objetivo deste livro não é formar prescritores de psicofármacos, mas abranger o conhecimento daqueles que atuam diariamente com esses medicamentos para que se possa utilizar as medicações como aliadas na busca da saúde mental de nossos clientes e uma parceria pacífica e efetiva entre psicoterapeutas e psiquiatras.

Partimos do pressuposto de que psicofármacos são ferramentas muito poderosas e úteis no processo psicoterapêutico, que podem e devem ser utilizadas em determinados momentos da psicoterapia para diminuir sintomas quando eles estão muito exacerbados e atrapalham a vida cotidiana de nossos clientes. É importante ressaltar que iremos focar no perfil dos clientes mais vistos nos consultórios psicoterápicos; sendo assim, não serão discutidos em profundidade quadros de alteração comportamental com base biológica proeminente (autismo, demência, deficiência intelectual) nem os mais severos de esquizofrenia ou transtorno afetivo bipolar (TAB). Para realizar esse estudo, dividimo-no em cinco capítulos distintos: antidepressivos, neurolépticos, tranquilizantes, hipnóticos e um capítulo de miscelânea, englobando estabilizadores do humor, psicoestimulantes e fitoterápicos. Textos mais aprofundados sobre psicofarmacologia e neurobiologia estarão indicados nas referências bibliográficas.

Antes de iniciar o estudo sobre as medicações propriamente ditas, é importante fazermos uma pequena introdução sobre o cérebro e o sistema nervoso central para entender como agem os psicofármacos. De maneira geral, o sistema nervoso central engloba o cérebro e a medula espinhal e é o centro de controle motor e nervoso de todas as atividades de nosso corpo, desde as decisões voluntárias até as involuntárias e autonômicas. O cérebro seria a localização anatômica da mente e englobaria a consciência, os pensamentos, as sensações e percepções, nossas verdades e valores, projetos e memórias. A correlação entre mente e cérebro ainda não é plenamente estabelecida, mas supomos, por inferências empíricas, estudos funcionais e observações clínicas, que existe uma relação direta (ainda que complexa) entre o que experimentamos em nossa vida psíquica e o arcabouço biológico que chamamos de cérebro, que ocorre em ambas as direções, ou seja, a vida mental modifica e altera o padrão cerebral e o padrão cerebral modifica e altera a vida psíquica. Em outras palavras, nossa história de vida e a maneira como a experimentamos alteram a conformação funcional do cérebro, assim como o inverso é verdadeiro. É clássica a definição da depressão (clinicamente caracterizada por um conjunto de sintomas em que se sobrepõem a tristeza e a falta de prazer) como doença causada por uma diminuição do neurotransmissor serotonina, visto que o aumento de oferta deste (como fazem os antidepressivos) melhora os sintomas. Porém, a questão que se impõe é: por que houve essa baixa de serotonina? Claramente existe um substrato genético/biológico de cada indivíduo, não modificável, envolvido nesse processo, porém nos parece lógico que a história de vida dos indivíduos também tenha uma influência, fortalecendo redes de associações cerebrais e contribuindo para um denominador final comum que é a baixa da serotonina. Esses padrões, ainda que não possam ser modificados, podem ser reparados.

A neurociência divide o cérebro em três estruturas filogeneticamente hierarquizadas: tronco encefálico, cerebelo e córtex cerebral. O tronco encefálico corresponde à porção mais primitiva na evolução e no desenvolvimento evolutivo cerebral, responsável pelas funções autonômicas básicas da sobrevivência (respiração, controle do sistema vascular etc.), além de ser a sede de estruturas ligadas às sensações mais primitivas, como medo (amígdala) e raiva. O cerebelo é responsável pelo equilíbrio de nosso corpo e auxilia a movimentação, enquanto o córtex cerebral seria a região mais recentemente estruturada e base das funções cognitivas superiores (memória, atenção, pensamentos). É no córtex cerebral que se encontra a maioria das vias cerebrais e dos neurotransmissores, que estudaremos no restante do capítulo.

A base funcional do cérebro é a ligação entre os neurônios (células especializadas na disseminação de impulsos nervosos, compostos por um núcleo, um dendrito, estrutura "receptora" e um ou mais axônios, estruturas "transmissoras") em um sistema extremamente complexo em que as conexões chegam à casa dos trilhões. É essa intensa rede de conexões que dá o substrato funcional para que o córtex cerebral atue como centro de controle do corpo. Importante ressaltar que são conexões mutáveis com a decorrência das experiências de um indivíduo, fenômeno conhecido como "plasticidade neuronal". Ao nascer temos uma quantidade maior de conexões do que na vida adulta, porém, durante o crescimento, especialmente na primeira infância, conexões que não são muito utilizadas vão se enfraquecendo, enquanto as que são mais frequentemente ativadas vão se fortalecendo. Portanto, a rede de conexões cerebrais de cada indivíduo é única e pode ser entendida como a "impressão digital" cerebral de cada pessoa. Em outras palavras, se tivéssemos condições de avaliar como se dá o entrelaçamento de conexões entre os neurônios de determinada pessoa em determinado momento, poderíamos, teoricamente, fazer uma estimativa muito acurada de sua história de vida. Muito do processo de psicoterapia se baseia na capacidade de alterar e/ou reparar conexões disfuncionais e estimular a criação de novas conexões.

BENZODIAZEPÍNICOS E HIPNÓTICOS

Entre as medicações psiquiátricas, um dos grupos mais utilizados e conhecidos é o dos chamados tranquilizantes, que aqui iremos dividir entre os benzodiazepínicos e os hipnóticos não benzodiazepínicos. Como classe, são medicações com a função de induzir o sono e trazer uma tranquilidade imediata, ainda que momentânea. Iniciaremos o capítulo pelo estudo dos benzodiazepínicos.

O termo benzodiazepínicos se refere a um conjunto de medicamentos que compartilham ações ansiolíticas (diminuição da ansiedade), hipnóticas (induzir o sono) e de relaxamento muscular. O mais importante é que seu efeito é imediato, tornando-o uma das medicações mais efetivas em momentos de crise. Os efeitos mais ou menos intensos em cada uma dessas ações depende da medicação utilizada (falarei de cada uma individualmente em momento posterior do texto).

São medicações antigas, de maneira geral baratas e seguras, mesmo no caso de intoxicações, acidentais ou não. Apresentam interação com o álcool (ambos estimulam a inibição do sistema nervoso central) e a combinação de altas dosagens de ambos pode levar a quadros graves de depressão respiratória e até mesmo à morte. A intoxicação por benzodiazepínicos por si só causa sonolência, sedação, dificuldades de memória recente e quedas, e, em algumas situações, pode desencadear episódios de agitação psicomotora. A agitação pode acontecer também com o uso de doses terapêuticas desses fármacos, a chamada reação paradoxal, em especial em crianças ou adolescentes, o que exige cautela em sua prescrição para esses pacientes.

Apesar da importante atuação nos momentos de crise e da segurança mesmo em altas dosagens, os benzodiazepínicos são vistos como drogas perigosas, "tarja preta", e são de maneira geral muito utilizados em tentativas de suicídio. Em casos de intoxicação exógena, o paciente deve ser levado para o serviço de emergência hospitalar principalmente para se observar seu padrão respiratório. Em casos graves, pode ser realizada a aplicação de Flumazenil, um "antídoto" para os benzodiazepínicos.

A história do uso dos benzodiazepínicos é bastante controversa, com momentos de uso excessivo seguidos por épocas de restrição. Há profissionais que defendem maior parcimônia em seu uso, enquanto outros acreditam que a medicação deve ser mais utilizada. De maneira geral, temos de considerar que os benzodiazepínicos são medicações úteis, disponíveis e baratas que, quando bem indicadas, proporcionam imenso alívio para os pacientes – portanto, eles não podem ser prejudicados por uma decisão ideológica do médico prescritor. O principal risco advogado para o uso dos benzodiazepínicos é o potencial de dependência causado por essas medicações, o que é real.

Com o uso frequente, os benzodiazepínicos apresentam um potencial de tolerância no organismo, fazendo que a dose tenha de ser paulatinamente aumentada para se ter o efeito desejado. Dentro desse quadro o mais comum é aumentar a dose de maneira progressiva. Com isso existe um potencial de dependência física do organismo observado pela presença de sintomas de abstinência quando da suspensão abrupta da dose, como cefaleia, piora da ansiedade e da insônia e irritabilidade, que, porém, são em geral leves e autolimitados. Importante lembrar também o aspecto psicológico da dependência, sempre presente e muitas vezes observado em situações como quando o paciente têm certeza de que não vai conseguir dormir se não tomar a medicação, o que prejudica o relaxamento necessário para a indução do sono.

No contexto clínico, os benzodiazepínicos são utilizados principalmente como drogas acessórias, combinadas principalmente com antidepressivos e neurolépticos, em pacientes que apresentam componente de ansiedade mais intenso. Seu uso é encorajado no início do tratamento medicamentoso até que se tenha uma ação efetiva das drogas de base, quando é paulatinamente diminuído, sendo mantido muitas vezes como droga "S.O.S." ou "se necessário". Esse modo de uso se aproveita da característica de ação imediata das drogas dessa classe, dando ao paciente liberdade para utilizá-la quando achar necessário, em especial em momentos de ansiedade mais intensos ou previamente a situações que tragam um potencial estressante maior.

É de extrema importância que o médico prescritor conheça o paciente para o qual é proposta essa modalidade de uso da medicação, a fim de mitigar o risco de uso abusivo ou descontrolado da medicação. No Brasil, em especial, existe um grande contingente de pacientes que utilizam os benzodiazepínicos de forma crônica sem nenhum outro tipo de acompanhamento psiquiátrico ou psicoterapêutico, muitas vezes durante anos a fio. Não é boa conduta médica suspender abruptamente a medicação, tanto pelos riscos de abstinência já relatados como pela possibilidade da eclosão de uma crise em um paciente compensado com o uso de medicação. Para pacientes em acompanhamento terapêutico, a proximidade dos encontros entre o paciente e o profissional auxilia muito no manejo dessas drogas, uma vez que é possível monitorar mais de perto seu uso e há uma flexibilidade maior para o ajuste da dose – para baixo ou para cima, dependendo da situação e dos sintomas de cada paciente nos diversos momentos de seu tratamento.

Como já mencionado, os principais riscos relativos à classe dos benzodiazepínicos estão ligados a seu potencial sedativo, devendo-se solicitar aos pacientes que se abstenham de realizar atividades potencialmente perigosas, como dirigir automóveis e manusear equipamentos pesados, principalmente nas primeiras vezes de uso, até que se obtenha uma experiência de como cada um reage ao seu uso. Cuidado especial deve ser dirigido a pacientes idosos, principalmente pelo risco de quedas secundárias ao efeito sedativo e aos potenciais graves das quedas nessa população. Como regra geral, deve-se evitar prescrever benzodiazepínicos para pacientes idosos, ainda que alguns possam se beneficiar de seu uso, principalmente em doses baixas e por tempo determinado. A associação com álcool também deve ser desencorajada, pelo efeito aditivo que as duas substâncias apresentam. Muitos estudos têm sido feitos para avaliar os riscos crônicos do uso prolongado dos benzodiazepínicos, sendo os mais discutidos os que relacionam este uso a uma maior incidência da doença de Alzheimer, mas tais dados ainda não estão completamente firmados. Com relação à forma de uso, os benzodiazepínicos são apresentados em quatro formulações. Quase todas as drogas da classe são encontradas em forma de comprimidos, tanto de ação usual quanto de ação prolongada, sendo esta a formulação principal e a mais prescrita pelos médicos. De maneira geral, seu início de ação é rápido – normalmente em alguns minutos – e o tempo de ação depende de cada droga. As formulações sublinguais estão disponíveis para algumas drogas e têm como grande diferencial a velocidade quase imediata de seu efeito, sendo utilizadas para conter crises, principalmente em pacientes com crises de pânico recorrentes. Alguns benzodiazepínicos estão também presentes em solução oral ("gotas"), úteis para maior manejo na titulação de doses e em fases de retirada. Por fim, existem as formulações injetáveis utilizadas quase exclusivamente dentro dos hospitais, tanto como sedativos para a realização de procedimentos invasivos (por exemplo, nos exames de endoscopia e colonoscopia) quanto em situações de emergência, quando é necessária sedação imediata (como nos casos de pacientes extremamente agressivos).

Em pacientes que já fazem uso crônico de benzodiazepínicos ou que vão iniciar seu uso, é sempre importante apresentar claramente o potencial de abuso e dependência da substância, propondo o uso por tempo determinado. Para os pacientes que já os utilizam há mais tempo, deve-se propor a tentativa de diminuição progressiva da dose com objetivo de retirada, ainda que muitas vezes não seja possível suspendê-los, seja por recusa, deliberada ou não, do paciente ou por descompensações secundárias à falta da droga.

No contexto terapêutico, os benzodiazepínicos se enquadram na classe dos tranquilizantes, sendo especialmente úteis nas situações de rompimento/desmonte de vínculos compensatórios, nas quais o paciente se vê às voltas com situações de pânico e desespero, e também em casos em que o paciente necessita de uma alternativa rápida quando se vê com crises de ansiedade recorrentes. Podem ser utilizados como indutores do sono para quadros de insônia, mas por ter potencial de dependência não costumam ser a primeira opção, dando preferência aos hipnóticos não benzodiazepínicos, como o Zolpidem (que atua em receptores semelhantes aos benzodiazepínicos, mas sem o risco de tolerância, já que tem uma boa ação na indução e manutenção do sono sem alterar sua arquitetura, porém com baixo poder ansiolítico ou de relaxamento muscular), antidepressivos hipnóticos (como Trazodona ou Mirtazapina) ou mesmo neurolépticos hipnóticos em dose baixa (como a Quetiapina).

Clonazepam (Rivotril®)

- Dose terapêutica: 0,5 mg a 2 mg
- Dose clínica: 1 mg a 6 mg

É o tranquilizante mais utilizado no Brasil. Está presente em comprimidos, comprimidos de ação rápida (sublingual) e em formulação líquida (uma gota equivale a aproximadamente 0,1 mg). Tem meia-vida relativamente longa (pico de ação em uma a três horas e duração até 20 horas), com potencial de sedação moderado em relação aos outros benzodiazepínicos, menos efeitos euforizantes e baixo potencial de abuso (ainda que seja possível). Apresenta, teoricamente, efeito sobre a serotonina, sendo considerado medicação de escolha para pacientes com sintomas de pânico.

Diazepam (Valium®)

- ❯ Dose terapêutica: 5 mg a 10 mg
- ❯ Dose clínica: 5 mg a 40 mg

Um dos primeiros benzodiazepínicos fabricados e ainda hoje muito utilizado. Tem maior período de ação que o dos tranquilizantes comumente utilizados, podendo ser encontrado no organismo até 80 horas depois de ingerido. Apesar disso, tem início de ação rápido (30 minutos) e efeito sedativo maior que o do Clonazepam. Traz efeito marcado de euforia e potencial de abuso significante. Além das indicações clássicas dos benzodiazepínicos, é utilizado como anticonvulsivante e para o controle de abstinência alcoólica.

Alprazolam (Frontal®)

- ❯ Dose terapêutica: 0,5 mg a 2 mg
- ❯ Dose clínica: 1 mg a 6 mg

Outro tranquilizante muito utilizado na prática clínica, especialmente por seu efeito de ação rápido e baixo potencial sedativo. É muito utilizado para o controle de crises ansiosas durante o período diurno, quando a sedação se tornaria inconveniente. Apresenta formulações de ação rápida, em comprimido sublingual, quando se quer um efeito imediato e de curta duração, e liberação prolongada (XR), quando se deseja um efeito menos imediato, mas mais duradouro. Apresenta potencial de dependência considerável.

Cloxazolam (Olcadil®)

- ❯ Dose terapêutica: 0,5 mg a 1 mg
- ❯ Dose clínica: 1 mg a 12 mg

É um tranquilizante de alta potência com grande efeito ansiolítico e hipnótico, mas com pouco efeito relaxante muscular. Apresenta alto grau de sedação, principalmente nos primeiros dias de uso.

Bromazepam (Lexotan®)

- Dose terapêutica: 1 mg a 3 mg
- Dose clínica: 1,5 mg a 18 mg

Tranquilizante de meia-vida intermediária, com efeito sedativo e ansiolítico moderado. Apresenta formulação de liberação prolongada e também associada a uma dose baixa do neuroléptico Sulpirida (Sulpam®). Não deve ser utilizado em mulheres grávidas.

Clordiazepóxido (Psicosedin®)

- Dose terapêutica: 5 mg a 10 mg
- Dose clínica: 10 mg a 80 mg

Um dos primeiros benzodiazepínicos formulados. Grande potencial de sedação e abuso. Atualmente é utilizado preferencialmente para o controle dos sintomas de abstinência alcoólica. Presente em formulação combinada com o antidepressivo tricíclico Amitriptilina (Limbitrol®), usado principalmente como hipnótico.

Flunitrazepam (Rohypnol®)

- Dose terapêutica: 0,5 mg a 1 mg
- Dose clínica: 0,5 mg a 2 mg

Um dos tranquilizantes benzodiazepínicos mais potentes, com efeito sedativo e hipnótico muito intenso. Seu uso contínuo não deve ultrapassar um mês e sintomas de sedação diurna (esquecimento, fadiga, tontura) são comuns. Sua indicação principal é para insônia e pode ser utilizado como indutor anestésico em ambiente hospitalar. É uma das substâncias utilizadas no golpe "boa noite, Cinderela" (oferecer bebidas misturadas com a droga a vítimas em festas com intuito de sedação e posterior violência sexual).

FLURAZEPAM (DALMADORM®)
- Dose terapêutica: 15 mg a 30 mg
- Dose clínica: 15 mg a 30 mg

Tranquilizante de meia-vida longa, com efeitos residuais diurnos consideráveis, indicado preferencialmente como hipnótico e indutor do sono. Atinge sua eficácia máxima como hipnótico depois de dois a três dias de uso contínuo.

LORAZEPAM (LORAX®)
- Dose terapêutica: 0,5 mg a 2 mg
- Dose clínica: 1 mg a 4 mg

Tranquilizante com considerável efeito sedativo e ansiolítico, tanto em situações agudas quanto para uso mais prolongado. Pode ser utilizado também no tratamento de crises convulsivas e na abstinência alcoólica. Tem baixo potencial de hepatotoxicidade, sendo o benzodiazepínico de escolha para idosos e para doentes portadores de doenças hepáticas (cirrose, hepatite etc.) pela menor reserva hepática e usual polimedicação.

MIDAZOLAM (DORMONID®)
- Dose terapêutica: 7,5 mg a 15 mg
- Dose clínica: 7,5 mg a 30 mg

É um tranquilizante de meia-vida rápida, com intenso potencial hipnótico, utilizado no tratamento de insônia e na preparação anestésica para cirurgia ou procedimentos invasivos (endoscopias, colonoscopias). Causa amnésia a partir do momento de seu uso até poucas horas depois. Em ambiente hospitalar, pode ser utilizado, em formulação injetável, para sedação de pacientes muito agitados e/ou agressivos.

Nitrazepam (Sonebon®)
- Dose terapêutica: 5 mg
- Dose clínica: 5 mg a 10 mg

Outro benzodiazepínico de ação prolongada intensa e efeito hipnótico considerável. Indicado para insônia, com potencial de efeitos diurnos residuais.

Triazolam (Halcion®)
- Dose terapêutica: 0,125 mg a 0,25 mg
- Dose clínica: 0,25 mg a 0,5 mg

Tranquilizante de meia-vida curta, utilizado como indutor do sono (ou seja, para iniciar o sono), com menor incidência de efeitos residuais diurnos.

Zolpidem (Stilnox®, Patz®)
- Dose terapêutica: 5 mg a 10 mg
- Dose clínica: 5 mg a 10 mg

É um hipnótico não benzodiazepínico, com baixo potencial de causar dependência física e de pouco efeito sobre a arquitetura do sono e a memória. Algumas pessoas podem sentir sedação pela manhã, algum nível de amnésia, tontura e alucinações durante o sono, mas de maneira geral é bem tolerado e eficiente para induzir o sono. O Patz® é um preparado sublingual, com ação rápida e pouco tempo no organismo – os efeitos sedativos diminuem pela manhã.

3. Os antidepressivos

Os antidepressivos são uma das classes de medicamentos mais utilizados na psiquiatria clínica. Como classe, compreendem uma grande quantidade de medicamentos que se agrupam pela ação da regulação nos sistemas neurotransmissores monoaminérgicos, em especial da serotonina. São indicados, como o nome já diz, para os episódios e transtornos depressivos, mas também para os diversos transtornos de ansiedade, o transtorno obsessivo compulsivo, a bulimia, além de auxiliarem no alívio da dor e da insônia. São, portanto, medicamentos versáteis, que apesar de estarem no mesmo grupo apresentam peculiaridades que os diferenciam tanto no mecanismo de ação quanto no perfil de efeitos colaterais e na utilidade clínica.

Antes de nos aprofundarmos no estudo dos antidepressivos, é importante descrever, de maneira sucinta, o diagnóstico clínico da depressão. O DSM-5 considera episódio depressivo o início de um conjunto de sintomas que, quando presentes por mais de 12 semanas, irão permitir o diagnóstico de depressão. Os dois sintomas cardinais são a tristeza e a anedonia (perda do interesse ou prazer em atividades antes prazerosas). Um destes dois sintomas deve estar presente e se associar com pelo menos quatro, que incluem ideação suicida, alterações do sono e do apetite, ideias de culpa e menos-valia, choro fácil e isolamento social. A intensidade dos sintomas e seu impacto na vida do indivíduo permitem graduá-la em leve, moderada e grave, sendo os casos graves aqueles em que aparecem sintomas psicóticos, parada da movimentação e/ou ideação suicida e até mesmo tentativas de suicídio. Um episódio depressivo é considerado remitido se ocorre melhora completa dos sintomas e essa melhora se mantém por seis meses. A ocorrência de um novo episódio caracteriza uma recorrência e permite o diagnóstico de transtorno depressivo recorrente (F.33 do Cid-10).

Um humor constantemente deprimido, porém sem caracterizar um episódio depressivo, qualifica a distimia.

Os antidepressivos são indicados para quase todos os transtornos depressivos, com ressalva à depressão no TAB, como será discutido mais adiante, e seu uso é preconizado de maneira inicial e incisiva sobre os transtornos depressivos, com objetivo de remissão completa. Devem ser utilizados de maneira precoce (ou seja, uma vez identificado um paciente deprimido, inicia-se a medicação sem esperar que ele deprima mais) com titulação progressiva até a remissão ou dose máxima e pelo menos por 12 semanas em dose adequada. Combinações de antidepressivos são comuns e apresentam racionalidade química e clínica, assim como o uso de potencializadores em casos resistentes.

Algumas diferenças já podem ser demonstradas entre o enfoque clínico e o psicodinâmico da análise psicodramática –

inicialmente no diagnóstico, quando a psiquiatria clínica foca na psicopatologia descritiva em um único construto, sem uma teoria psicodinâmica necessária para o diagnóstico. Muitos dos sintomas relatados são parte de mecanismos de defesa na análise psicodramática e, portanto, podem estar presentes em diversas patologias estruturais.

O conceito de depressão na análise psicodramática entende haver necessidade de um "cara a cara" com conteúdo que é muitas vezes doloroso e inaceitável, mas comumente necessário para o processo da psicoterapia, principalmente em seu aprofundamento. Sentimentos como tristeza, arrependimento e culpa estão comumente presentes e devem ser tratados com medicação quando proporcionam muito impacto à vida do cliente (medicação em forma de moratória) ou como um auxílio para a psicoterapia (medicação em forma de plataforma). De maneira geral, na análise psicodramática os antidepressivos serão utilizados em doses mais baixas que na psiquiatria clínica, por tempo determinado e com o intuito de oferecer algum grau de conforto ao cliente e permitir o aprofundamento do processo terapêutico. Não são utilizados com o intuito de remissão dos sintomas, salvo em algumas situações específicas, sob o risco de esvaziar a psicoterapia por afastar demasiadamente o cliente de seu núcleo de conflito e diminuir o aquecimento do *setting* psicoterápico.

Partindo agora mais detalhadamente aos antidepressivos, as primeiras medicações dessa classe, os antidepressivos tricíclicos, começaram a ser utilizadas na década de 1960 e foram consideradas efetivas no tratamento dos sintomas, porém com muitos efeitos colaterais. Eles ainda são utilizados, principalmente para situações específicas, que serão detalhadas mais à frente, mas foram quase amplamente substituídos pelos igualmente eficientes e mais seguros inibidores seletivos da recaptação da serotonina (ISRS). Os ISRS são o modelo quintessencial dos antidepressivos atualmente, sendo os mais indicados, prescritos e tomados. Novos antidepressivos como os duais e os multimodais estão sendo cada vez mais utilizados na prática clínica por suas diferenças em mecanismo de ação e atuação clínica. No decorrer do capítulo discutiremos especificamente os tricíclicos, os ISRS, os duais e outros antidepressivos utilizados clinicamente e que não se encaixam nesses grupos.

De maneira geral, os antidepressivos são apresentados na forma de comprimidos, cápsulas ou gotas, sendo iniciados em doses mais baixas com aumento progressivo no intervalo de semanas. Os efeitos colaterais, com doses baixas, costumam ser brandos e mais intensos no início, com uma progressiva adaptação do organismo. O efeito inicial demora de dez dias a três semanas, sendo muitas vezes necessária a introdução de uma medicação sintomática de alívio (um benzodiazepínico ou hipnótico) até o aparecimento do efeito clínico da medicação. Quando utilizados em dose e tempo corretos, levam à remissão de 30% a 60% dos sintomas, principalmente da tristeza, do retardo psicomotor (letargia) e da ideação suicida, sendo menos eficientes nos sintomas dolorosos e somáticos, na fadiga e no sono. É sempre importante ter cautela na introdução de um antidepressivo em um paciente gravemente deprimido com ideação suicida franca, pois a iniciativa e a psicomotricidade podem melhorar antes da melhora do humor deprimido e predispor a tentativa de suicídio. Cuidado também deve ser tomado em pacientes com história de mania e TAB ou história familiar positiva, pois o antidepressivo pode desencadear uma fase maníaca.

Como classe, são medicamentos seguros, bem tolerados, com pouco potencial de dependência. Causam concomitante azia, pirose e dor epigástrica no início, por isso devem ser ministrados após alimentação, com melhora com o tempo de uso. Trazem o grande inconveniente de redução da libido e causam queixas de ejaculação retrógada, retardo ejaculatório e falta de interesse sexual. Alguns pacientes, em geral os tratados com altas doses, queixam-se de um "embotamento afetivo" e pouca reatividade emocional às situações da vida.

Utilizando os ISRS como base, explicamos de maneira simplificada como funcionam os antidepressivos. As teorias atuais entendem a depressão como um desbalanceamento nos circuitos neuronais das monoaminas (HA 5HT, NA e DA), que leva a uma alteração nos circuitos neuronais ligados ao humor, ao prazer e à iniciativa. As causas desse desequilíbrio não estão completamente explicadas na psiquiatria clínica.

Utilizando a serotonina como exemplo, temos um quadro de diminuição desse neurotransmissor, com consequente suprarregulação dos receptores de serotonina para compensar o baixo nível da substância. Isso levaria a uma disfunção nos circuitos neuronais serotoninérgicos do cérebro. O antidepressivo aumenta a oferta da serotonina ao bloquear a SERT (enzima que retira a 5HT de circulação). Ocorre, então, um aumento de serotonina inicial que não é terapêutico por si só, haja vista a demora no tempo de ação da medicação, mas que levará a uma normalização na quantidade de redes dos receptores de 5HT no corpo celular, "desbloqueando" o neurônio que manda mais impulsos por sua extremidade, aumentando a oferta de 5HT na fenda sináptica e reorganizando os receptores 5HT nesse local. Essa reorganização muda a expressão gênica do neurônio que leva a expressão de diversas proteínas, entre as quais a BDNF, responsável pela plasticidade cerebral. Essa cascata de reações demora de dez dias a três semanas, o que corresponde ao início do efeito terapêutico da medicação, corroborando a teoria de que a reordenação dos circuitos neuronais é o que é realmente terapêutico e não o aumento do 5HT. Existem diversas especificidades nesse processo em relação a drogas individuais, pois são diversos os subtipos de receptores 5HT. Eles são estimulados por medicações diferentes, em locais diferentes no cérebro, em diferentes circuitos neurais e são responsáveis por ações diferentes (excitatórias ou inibitórias). Além disso, as vias de noradrenalina (NA) e dopamina (DA) atuam diferentemente, sendo tão importantes quanto a 5HT na depressão. Muitos antidepressivos atuam nessas vias, exclusivamente ou junto à 5HT. Todas essas vias são intimamente ligadas e a alteração em uma delas pode levar à modificação em outras em um processo de grande complexidade, ainda não completamente compreendido.

Cada medicação apresenta uma capacidade de ligação diferente, o que leva a várias especificidades clínicas: DA (prazer); NA (iniciativa) e 5HT (afetividade), permitindo àquele que prescreve um grande leque de alternativas para cada constelação de sintomas.

De maneira geral, os antidepressivos são divididos em três grandes grupos: os tricíclicos, os inibidores seletivos de recaptação de serotonina (ISRS) e os inibidores seletivos de recaptação de serotonina e noradrenalina (ISRN ou duais). Os tricíclicos foram as primeiras substâncias clínicas utilizadas como antidepressivos e durante muito tempo foram a principal ferramenta do arsenal farmacológico dos psiquiatras. Como antidepressivos, são medicações potentes e efetivas, atuando na serotonina e na noradrenalina, porém com uma quantidade grande de efeitos colaterais, pois atuam também em outros receptores, como os da acetilcolina e da histamina. Isso leva a um perfil desagradável de efeitos colaterais, como sedação, sonolência, tontura, boca seca, constipação intestinal, retenção urinária, gastrite, náuseas, vômitos, alteração na condução cardíaca, diminuição da libido e ganho de peso. Os representantes dessa classe, como a Amitriptilina, a Imipramina e a Clomipramina estão, de maneira geral, disponíveis no serviço público de saúde e são baratos e efetivos, mas os efeitos colaterais muitas vezes impedem sua utilização. Como todo antidepressivo, precisa de duas a três semanas para fazer efeito. Deve-se tomar cuidado com pacientes que tenham doença cardíaca prévia, história prévia de convulsão e idosos. A ingestão excessiva (intencional ou não) dos antidepressivos dessa classe pode levar ao óbito, o que os torna perigosos.

Uma vez estabelecida a eficácia das medicações antidepressivas, iniciou-se a busca por compostos mais específicos e com menos efeitos colaterais. Com isso, surgiu a classe dos inibidores seletivos de recaptação de serotonina, que, como o nome diz, atuam mais especificamente na serotonina, mantendo alta eficácia no controle de sintomas depressivos, principalmente os ligados à parte afetiva, como tristeza, pensamentos de morte e desesperança. Os ISRS são a classe mais utilizada de antidepressivos em todo o mundo. Têm boa eficiência, perfil de efeitos colaterais benignos, preço acessível e boa tolerabilidade. Os medicamentos desse grupo inibem fortemente a SERT, aumentando a oferta de 5HT e desencadeando a cascata de reações anteriormente mencionada. Algumas medicações, como a Fluoxetina e a Sertralina, estão disponíveis na rede pública. Como classe, compartilham na introdução as características gerais dos antidepressivos (início de ação lento e efeitos gastrintestinais como gastrites, náuseas e vômitos), que costumam melhorar após as primeiras semanas de uso, além de agirem prejudicialmente na esfera sexual, principalmente o retardo ejaculatório. Dentro dessa classe, a Paroxetina é a substância que apresenta mais efeitos colaterais (baixa de libido, sedação, ganho de peso), além de não poder ser utilizada na gestação por risco de malformação fetal.

Os duais são antidepressivos mais novos, entre os quais ressaltamos a Venlafaxina e a Duloxetina. Além do aumento de serotonina, como os ISRS, os duais agem sobre a noradrenalina, fazendo que atuem mais incisivamente sobre a iniciativa, a volição e a apatia, com maior seletividade do que os tricíclicos e sem provocar os mesmo efeitos colaterais. De maneira geral, o efeito noradrenérgico é alcançado com doses médias – em doses mais altas pode aumentar a pressão arterial ou desencadear convulsões. São extremamente efetivos e de maneira geral bem tolerados. Inicialmente, podem levar a uma piora da ansiedade por conta de seu componente ativador, mas esse efeito melhora com a manutenção do uso. Quanto a área sexual, apresentam as mesmas características desfavoráveis que as dos ISRS.

Existem ainda outros antidepressivos que não pertencem a esses três grandes grupos e que são muito utilizados na prática clínica. São eles: a Mirtazapina, que tem efeito dual e potencial sedativo/hipnótico, mas por mecanismos de ação diferentes dos outros antidepressivos; a Bupropiona, que atua sobre a noradrenalina e a dopamina, sendo útil principalmente para clientes cuja queixa principal é falta de prazer; a Trazodona, pouco utilizada como antidepressivo e muito útil como hipnótico; e os novos antidepressivos que estão sendo lançados, como a Vortioxetina. Importante lembrar, também, que medicações de outras classes também têm efeito antidepressivo, como os neurolépticos Quetiapina, Amisulprida e Sulpirida e os estabilizadores de humor Lítio e Lamotrigina. A seguir, as medicações são descritas de maneira específica, com sua dosagem e características:

FLUOXETINA (PROZAC®)

- Dose terapêutica: 20 mg
- Dose clínica: 20 mg a 60 mg

É um dos primeiros ISRS e um dos mais utilizados na clínica. Apresenta bloqueio do receptor 5HTac, agindo também na NA e DA. Apresenta efeito mais ativador, ou seja, atua na disposição e na falta de iniciativa, mas pode piorar, inicialmente, a ansiedade e o sono. Pode ser tomada em dose única diária, de preferência longe do horário de dormir. Permanece no corpo por até cinco semanas, o que faz que tenha poucos sintomas na retirada, mas deve-se tomar cuidado com a introdução de outra medicação. É comum perder peso no início do tratamento, mas esse efeito não se mantém. É o único antidepressivo indicado formalmente para a bulimia.

SERTRALINA (ZOLOFT®)

- Dose terapêutica: 50 mg a 100 mg
- Dose clínica: 100 a 200 mg

É outro ISRS muito utilizado. Apresenta perfil de efeitos colaterais benignos e tem potencial tranquilizante, sendo uma das primeiras opções para o tratamento dos transtornos de ansiedade, além de poder auxiliar em casos de diminuição de energia e hipersônia, por ter uma atividade ativadora fraca. Costuma ocasionar sintomas gástricos na introdução, mas estes são bem tolerados. É a primeira opção de antidepressivo a ser utilizada em gestantes caso seja necessário.

Paroxetina (Pondera®)

* Dose terapêutica: 20 mg
* Dose clínica: 20 mg a 60 mg

É uma das primeiras escolhas para o transtorno de ansiedade, tendendo a ser mais tranquilizante e mais sedativo do que os outros ISRS. Tem ação anticolinérgica, o que pode ocasionar sedação e ganho de peso. Traz muitos efeitos colaterais na esfera sexual. Sua suspensão abrupta pode levar a efeitos colaterais de retirada (tontura, cefaleia, inquietação motora e náuseas).

Fluvoxamina (Luvox®)

* Dose terapêutica: 25 mg a 100 mg
* Dose clínica: 100 mg a 300 mg

É um ISRS muito semelhante à Sertralina, mas menos utilizado, tanto por ser mais caro quanto por ser menos estudado. É extremamente eficaz para o TOC e para a fobia social (dificuldade para se expressar em público, principalmente em situações de avaliação, e dificuldade de interação social). Em sua introdução com frequência, gera náusea e enjoo, mas posteriormente costuma ser bem tolerado.

Citalopram (Cipramil®)

* Dose terapêutica: 20 mg
* Dose clínica: 20 mg a 60 mg

É um ISRS muito bem tolerado e eficaz no tratamento de idosos. Apresenta leve ação sedativa e instabilidade de absorção em doses baixas, fazendo que sejam necessárias doses mais altas.

ESCITALOPRAM (LEXAPRO®)

- Dose terapêutica: 5 mg a 10 mg
- Dose clínica: 10 mg a 20 mg

Muito semelhante ao Citalopram, porém modificações químicas reduziram sua propriedade sedativa e o deixaram mais estável em doses baixas. É um ISRS que age exclusivamente na 5HT. É muito bem tolerado e indicado para o tratamento de idosos. Apresenta um dos inícios de ação mais rápidos de todos os antidepressivos.

VENLAFAXINA (EFEXOR®)

- Dose terapêutica: 37,5 mg a 150 mg
- Dose clínica: 75 mg a 375 mg

É um antidepressivo dual que atua sobre a serotonina e a noradrenalina (acima dos 150 mg), sendo boa indicação para clientes apáticos ou que não apresentam resultado com os ISRS. Costuma ser bem tolerado, mas não deve ser retirado bruscamente, pois o cliente corre o risco de ter cefaleia e dores abdominais por alguns dias. Em doses mais altas ou aumento de dose abrupto, pode elevar a pressão arterial e desencadear estado maníaco em pessoas suscetíveis.

DESVENLAFAXINA (PRISTQ®)

- Dose terapêutica: 50 mg a 100 mg
- Dose clínica: 50 mg a 200 mg

É um metabólito da Venlafaxina, com quem divide o mesmo mecanismo de ação. Apresenta poucos efeitos colaterais – em especial gástricos e na área sexual. Pode diminuir os fogachos da menopausa.

Duloxetina (Velija®)

- Dose terapêutica: 30 mg a 60 mg
- Dose clínica: 30 mg a 120 mg

Também é um antidepressivo dual com ação na noradrenalina em doses acima de 60 mg. Além do efeito antidepressivo, também apresenta efeito analgésico, sendo indicado para casos de fibromialgia ou dores crônicas. Pode melhorar a incontinência urinária de esforço.

Reboxetina (Prolift®)

- Dose terapêutica: 4 mg
- Dose clínica: 4 mg a 12 mg

É um antidepressivo dual, com maior efeito sobre a noradrenalina e um efeito leve sobre a dopamina e a serotonina. É ainda pouco utilizado, mas demonstra eficácia semelhante à dos ISRS, com menos efeitos colaterais sexuais.

Mirtazapina (Remeron®)

- Dose terapêutica: 15 mg a 30 mg
- Dose clínica: 15 mg a 45 mg

Antidepressivo sedativo, com ação dual em serotonina e noradrenalina e mecanismo de ação diferente do dos antidepressivos clássicos. Doses mais baixas costumam ser mais sedativas e dar mais sono do que doses mais altas. Causa poucos efeitos colaterais gástricos e sexuais, porém pode levar à sedação excessiva pela manhã e ao aumento de peso. Sua associação com a Venlafaxina é altamente eficaz e potente, sendo chamada de "California rocket fuel".

Trazodona (Donaren®)

- Dose terapêutica: 50 mg a 150 mg
- Dose clínica: 50 mg a 500 mg

É um antidepressivo com alta ação sedativa e hipnótica em doses baixas, com pouco risco de dependência e sedação excessiva em relação a outros hipnóticos. Em doses mais altas, tem efeito antidepressivo ao atuar sobre a serotonina, sem benefícios adicionais quando comparado com outros antidepressivos. Apresenta comprimido de liberação prolongada, que auxilia na manutenção do sono. Costuma ser bem tolerado por idosos.

Bupropiona (Wellbutrin®)

- Dose terapêutica: 150 mg a 300 mg
- Dose clínica: 150 mg a 450 mg

Age sobre a noradrenalina e a dopamina, sendo especialmente indicado para pacientes apáticos e com ausência de prazer (anedonia). Está entre os antidepressivos mais ativadores, devendo-se tomar cuidado com pacientes muito ansiosos – pois pode haver uma piora na ansiedade nos primeiros dias – e não deve ser tomado a noite. Entre os antidepressivos, é o que menos provoca efeitos colaterais sexuais, mas pode aumentar a pressão arterial e induzir convulsões (não deve ser utilizado em pacientes com esse histórico). Pode ser utilizado como ferramenta para os clientes que querem parar de fumar.

Vortioxetina (Brintelix®)

- Dose terapêutica: 5 mg a 10 mg
- Dose clínica: 5 mg a 20 mg

É um antidepressivo novo, com ação predominante na serotonina, mas que também age em outros neurotransmissores. Apresenta poucos efeitos colaterais (tontura e enjoos), mas com pouco efeito na área sexual.

Amitriptilina (Amytril®)

- Dose terapêutica: 25 mg a 100 mg
- Dose clínica: 50 mg a 300 mg

É um antidepressivo da classe dos tricíclicos. Atua na serotonina e na noradrenalina, mas com ação em muitos outros receptores, o que explica seu grande potencial de gerar efeitos colaterais (sedação, tontura, constipação, boca seca, alterações de condução cardíaca). É efetivo como antidepressivo e, em doses baixas, pode ser utilizado como hipnótico e no tratamento para crises recorrentes de enxaqueca.

Clomipramina (Anafranil®)

- Dose terapêutica: 25 mg a 100 mg
- Dose clínica: 50 mg a 200 mg

Também pertence à classe dos tricíclicos. Tem forte atuação sobre a serotonina e é, classicamente, um dos medicamentos de escolha para o TOC. Apresenta perfil desagradável de efeitos colaterais.

Imipramina (Tofranil®)

▶ Dose terapêutica: 25 mg a 100 mg
▶ Dose clínica: 50 mg a 300 mg

Antidepressivo tricíclico com perfil semelhante ao dos medicamentos dessa classe. Em doses baixas, pode ser utilizado para controlar a enurese noturna em crianças acima de 6 anos.

Maprotilina (Ludiomil®)

▶ Dose terapêutica: 25 mg a 75 mg
▶ Dose clínica: 50 mg a 175 mg

Medicamento de ação semelhante à dos tricíclicos, com predomínio de atuação no sistema da noradrenalina. Pode ser utilizado para casos de dor crônica, assim como a Amitriptilina. Apresenta perfil de efeitos colaterais semelhante ao dos outros tricíclicos.

Mianserina (Tolvon®)

▶ Dose terapêutica: 15 mg a 30 mg
▶ Dose clínica: 30 mg a 90 mg

Antidepressivo pouco utilizado no Brasil, semelhante aos tricíclicos com ação principal sobre a noradrenalina. Gera menos efeitos colaterais que os outros antidepressivos da mesma classe.

Nortriptilina (Pamelor®)

▶ Dose terapêutica: 25 mg a 50 mg
▶ Dose clínica: 50 mg a 150 mg

É um metabólito da Amitriptilina. De maneira geral, é o tricíclico que provoca menos efeitos colaterais, em especial para o sistema cardiovascular e no ganho de peso. Pode ser utilizado, assim como a Bupropiona, para a cessação do tabagismo.

Tranilcipromina (Parnate®)

- Dose terapêutica: 10 mg a 20 mg
- Dose clínica: 20 mg a 60 mg

É um antidepressivo da classe dos inibidores da MAO (I-MAO) que, como o nome diz, inibe a enzima MAO (A e B), levando a um aumento de oferta de serotonina, noradrenalina e dopamina. É extremamente potente e eficaz, porém é usado como última alternativa para casos refratários, pois ao inibir a MAO ele impede a correta degradação da tiramina (derivada da tirosina) presente em alguns alimentos. Seu uso combinado com a ingestão de alimentos ricos em tiramina, como queijos envelhecidos, vinhos, verduras, frutas e algumas carnes, pode levar a crises hipertensivas graves e até fatais. Sendo assim, pacientes que usam essa medicação devem ser acompanhados de perto por médico psiquiatra e ter uma dieta rigorosa.

Moclobemida (Aurorix®)

- Dose terapêutica: 150 mg a 300 mg
- Dose clínica: 300 mg a 600 mg

É outro I-MAO altamente eficaz, com ação na serotonina, noradrenalina e dopamina. É mais seguro que a Tranilcipromina, mas ainda com o risco de crises hipertensivas que podem ser fatais quando combinado com a tirosina. Pode ser utilizado para casos refratários e com acompanhamento próximo de um psiquiatra.

4. Os neurolépticos

Este capítulo aborda os neurolépticos, também conhecidos como antipsicóticos ou tranquilizantes maiores. É uma das classes medicamentosas mais utilizadas na psiquiatria clínica e também é usada nas psicoterapias, principalmente nas condutas medicamentosas ligadas à análise psicodramática. Essa classe de fármacos é dividida pela literatura de maneira arbitrária como neurolépticos típicos (de primeira geração) e neurolépticos atípicos (de segunda geração). Essa divisão se baseia no perfil farmacológico de ação, nos efeitos colaterais esperados e também no aspecto histórico do surgimento delas.

Os neurolépticos, de maneira geral, têm como efeito principal a sedação, qualitativamente diferente da sedação provocada pelos benzodiazepínicos (sedação por relaxamento). Agem principalmente *sobre a atividade mental e os pensamentos, sendo muitas vezes apresentados como drogas organizadoras do pensamento e de toda função cognitiva.*

Essas características dos neurolépticos os tornam extremamente úteis nos processos de psicoterapia, auxiliando em seu aprofundamento, já que possibilitam melhor controle da angústia patológica, desaceleração dos pensamentos desorganizados e melhora da concentração. Eles possibilitam, ao contrário dos antidepressivos, maior interiorização e contato com o mundo interno do cliente.

NEUROLÉPTICOS NA PSIQUIATRIA CLÍNICA

Os neurolépticos são utilizados principalmente nos transtornos primários (esquizofrenia) ou secundários (doenças do humor, tipo transtorno afetivo bipolar – TAB). Porém, têm muitos usos possíveis como drogas antimaníacas, tanto na fase aguda como na manutenção do TAB e também para controle de agressividade/impulsividade tanto em adultos como em crianças; para o controle comportamental nos quadros demenciais; transtornos de tiques e, em doses baixas, nos quadros de *delirium* (confusão mental aguda secundária a quadros orgânicos como infecções, cirurgias de grande porte, longa permanência em UTIs, desordens hidroeletrolíticas, alcoolismo etc.).

Nos quadros psicóticos, tomando a esquizofrenia como base, os neurolépticos são indicados tanto na fase aguda (surto psicótico) quanto na fase de manutenção. Seu uso tem ação incisiva nos chamados "sintomas positivos" da psicose (delírios e alucinações), diminuindo a influência e a proeminência das ideias delirantes na vida mental do cliente, ainda que não necessariamente as eliminando.

Sua influência nos chamados "sintomas negativos" (embotamento afetivo e deficiência no pragmatismo e na iniciativa, relacionados às psicoses crônicas) é menos pronunciada, com algumas exceções. Nas psicoses a estratégia medicamentosa é tentar eliminar os sintomas da doença.

A ação farmacológica dos neurolépticos decorre, de maneira geral, do bloqueio dos receptores dopaminérgicos do SNC, porém com diferença na intensidade do bloqueio e seletividade dos receptores afetados, o que ocasiona a diferença nas ações das diversas medicações dessa classe.

Os efeitos colaterais dos neurolépticos são principalmente motores nos neurolépticos típicos e endocrinometabólicos nos atípicos. São de especial preocupação a ocorrência de sintomas motores persistentes mesmo com a interrupção da medicação (discinesia tardia), aumento do risco cardiovascular (secundário a alterações endócrinas e metabólicas tipo obesidade, diabetes e dislipidemia) e a ocorrência da síndrome neuroléptica maligna, rara complicação de caráter idiossincrático caracterizada por rigidez, confusão mental e alterações autonômicas (febre, sudorese e taquicardia), com alta taxa de mortalidade.

Apesar dos efeitos colaterais potencialmente graves que exigem cautela, são medicamentos que podem ser usados sem receio, tendo em vista o potencial benefício que proporcionam aos clientes e principalmente no contexto das psicoterapias, quando preconizamos doses baixas por tempo determinado e com acompanhamento próximo pelo profissional.

NEUROLÉPTICOS TÍPICOS

Este grupo de medicamentos se refere ao primeiro grupo de neurolépticos descobertos e utilizados na clínica.

Seu precursor foi a Clorpromazina, sintetizada inicialmente como um antialérgico no início da década de 1950. Observou-se que tinha efeito calmante e sedativo, principalmente em pacientes submetidos a cirurgias e, posteriormente, em pacientes psicóticos e em estado maníaco. Seu uso nos hospitais psiquiátricos da França proporcionou o início da era do tratamento psicofarmacológico para os pacientes psicóticos, mudando o modo de tratamento e o prognóstico desses indivíduos.

Sua ação farmacológica decorre do antagonismo com a dopamina no SNC, inibindo sua ligação com os receptores dopaminérgicos, em especial o receptor D2, que faz parte da projeção mesocortical da dopamina.

São divididos em alta e baixa potência em relação à sua ligação inibitória nos receptores de dopamina, sendo os de alta potência, de maneira geral, mais eficazes no controle dos sintomas psicóticos, mas também mais propensos a causar efeitos adversos motores.

Como classe, são medicamentos bem absorvidos por via oral, com possibilidade de dose única diária e que não causam tolerância ou dependência no organismo, ainda que sua retirada abrupta possa causar efeitos colaterais importantes ou uma recrudescência dos sintomas psicóticos para os quais foram introduzidos (psicose rebote). Além disso, são medicamentos baratos, bastante disponíveis – inclusive na rede básica de saúde – e com uma variedade de apresentações (comprimidos, solução oral, injetáveis e injetáveis de longa duração) que possibilita importante flexibilidade clínica para seu uso, sendo muitas vezes indicados para o controle de agitação psicomotora e para garantir adesão à medicação, graças às apresentações de longa duração.

Um dos principais inconvenientes dos neurolépticos típicos, e que fez que fossem cada vez menos utilizados na psiquiatria clínica, diz respeito a seu perfil de efeitos colaterais. Os mais característicos são os efeitos neurológicos motores, conhecidos como sintomas parkinsonianos. Esse conjunto de manifestações recebe esse nome por se assemelhar aos sintomas motores que ocorrem na doença de Parkinson, o que se explica pelo déficit dopaminérgico, degenerativo na doença de Parkinson e farmacologicamente adquirido nos efeitos colaterais parkinsonianos. As manifestações principais são: rigidez muscular, postura curvada, marcha em pequenos passos, tremores (principalmente perioral), hipomimia e dificuldade de deglutir saliva. Agudamente pode ocorrer a distonia aguda, caracterizada por contração muscular sustentada e dolorosa de um grupo muscular, principalmente de membros, pescoço e língua. Tal efeito pode ser tratado em ambiente hospitalar com o uso de medicação anticolinérgica.

Outro efeito motor possível é a acatisia, uma sensação subjetiva de inquietação dos membros inferiores, que faz que o paciente tenha necessidade de movimentar as pernas, muito confundida com uma piora da ansiedade, mas que deve ser lembrada quando do uso de neurolépticos e quando não há uma explicação clara para a piora da ansiedade.

Uma complicação temida é a discinesia tardia, que é a ocorrência de movimentos anormais e involuntários nos membros, na cabeça (caracteristicamente movimentos periorais) e no corpo, ocasionados pelo uso crônico de neurolépticos, em especial os típicos. Os distúrbios de movimento podem ser tratados sintomatologicamente com o uso de agente anticolinérgicos, dos quais o principal é o Biperideno (Akineton).

Além dos efeitos motores, os neurolépticos podem causar outros efeitos colaterais relacionados à sua atuação nas vias neurotransmissoras. A sedação, muito comum com agentes de baixa potência, decorre do bloqueio histaminérgico (o que ocorre bastante com a Clorpromazina). Podem ter efeitos colaterais na condução cardíaca e na pressão arterial (hipotensão postural desencadeada por bloqueio adrenérgico) e efeitos anticolinérgicos (boca seca, constipação intestinal, retenção urinária).

Algumas medicações dessa classe, em especial a Sulpirida, podem levar a uma superprodução do hormônio prolactina, por bloqueio dopaminérgico tuberoinfundibular. O aumento da prolactina leva a efeitos colaterais sexuais, como perda da libido e disfunção ejaculatória, além da possível ocorrência de ginecomastia (aumento das glândulas mamárias) e galactorreia (produção e liberação de leite fora do período gravídico).

Alguns exemplos de neurolépticos típicos:

Haloperidol (Haldol®)

- Dose terapêutica: 0,5 mg a 1 mg
- Dose clínica: 2,5 mg a 15 mg

É o medicamento referencial dessa classe. Tem alto poder antipsicótico, com boa contenção psicomotora, mas com sedação relativamente leve. Pode levar a sintomas parkinsonianos, tanto durante o uso quanto tardiamente. É uma das primeiras opções para quadros agudos de agitação psicomotora pois a apresentação oral e injetável permite melhor titulação da dose. Sua formulação de depósito (decanoato de haloperidol 50 mg/ml) tem periodicidade de 21 a 30 dias e garante uma dose de 2,5 mg/dia na corrente sanguínea. Na terapia apresenta bom poder de sedar a angústia e aumentar a contenção interna sem dar muito sono, porém o grande número de efeitos colaterais motores acaba restringindo seu uso. Pode ser utilizado, em situações especiais, por mulheres grávidas.

CLORPROMAZINA (AMPLICTIL®)

- Dose terapêutica: 10 mg a 50 mg
- Dose clínica: 300 mg a 1200 mg

Tem boa ação antipsicótica em doses acima de 300 mg/dia. A ação sedativa é alta, assim como os e efeitos colaterais de condução cardíaca e hipotensão postural. Na terapia pode ser utilizada em doses muito baixas por conta de sua preparação oral (1 gota = 2 mg), podendo ser útil como um calmante mental, em especial em pacientes com o pensamento muito acelerado.

LEVOMEPROMAZINA (NEOZINE®)

- Dose terapêutica: 10 mg a 50 mg
- Dose clínica: 100 mg a 800 mg

Bastante semelhante à Clorpromazina, tem ação antipsicótica quando utilizadas doses acima de 400 mg/dia. Produz intensa sedação e pode levar a episódios de hipotensão. Em doses baixas, em especial em gotas, pode ser utilizado como um calmante e indutor do sono durante o processo de terapia.

PERICIAZINA (NEULEPTIL®)

- Dose terapêutica: 5 mg
- Dose clínica: 10 mg a 30 mg

Tem forte poder sedativo e efeito ansiolítico. É outro neuroléptico com alto efeito sedativo, podendo ser utilizado como calmante em clientes com pensamentos acelerados ou muito ansiosos.

TIORIDAZINA (MELLERIL®)

 ▶ Dose terapêutica: 25 mg a 50 mg
 ▶ Dose clínica: 300 mg a 800 mg

Solução oral de 20 mg/ml. Grande poder sedativo e efeitos anticolinérgicos, com baixa incidência de parkinsonismo. É pouco utilizado no contexto de terapia principalmente por sua alta incidência de efeitos colaterais.

SULPIRIDA (EQUILID®)

 ▶ Dose terapêutica: 25 mg a 150 mg
 ▶ Dose clínica: 400 mg a 1800 mg

É um neuroléptico típico peculiar, com baixa possibilidade de causar parkinsonismo, mas grande potencial de aumento de prolactina. Apresenta potencial menor de sedação do que os outros medicamentos da mesma classe, mas é bastante útil no processo de terapia, sendo utilizado para sedar a angústia e a ansiedade em pacientes em situação de crise e auxiliar no processo de reflexão, no tratamento da defesa dissociativa e no manejo do núcleo esquizoide. É comercializado, também, em solução conjunta com uma dose baixa do benzodiazepínico Bromazepam, chamado de Sulpan, que é muito útil como sedativo em estados de pânico e com mobilização muito intensa de defesas. Tem o inconveniente de, em um número considerável de mulheres, levar a alterações no ciclo menstrual ou à produção de leite por conta do aumento da prolactina, o que faz seu uso restrito em mulheres em idade fértil.

ZUCLOPENTIXOL (CLOPIXOL®)

- Dose terapêutica: 5 mg a 10 mg
- Dose clínica: 10 mg a 75 mg

Tem perfil semelhante ao do Haloperidol, podendo causar grave parkinsonismo, portanto mesmo tendo um bom poder sedativo e de contenção psicomotora é pouco utilizado na terapia. Muito útil em casos graves de agitação motora aguda por sua forma de liberação prolongada que dura 72 horas.

PIPOTIAZINA (PIPORTIL®)

- Dose terapêutica: 5 mg a 10 mg
- Dose clínica: 10 mg a 20 mg

É um neuroléptico de alta potência e com alta possibilidade de introduzir parkinsonismo. Também pouco utilizado no contexto de terapia.

NEUROLÉPTICOS ATÍPICOS

Os neurolépticos atípicos, ou de segunda geração, são hoje as drogas mais utilizadas no tratamento dos transtornos psicóticos, mantendo alta eficácia de bloqueio dopaminérgico e, consequentemente, alto efeito antipsicótico, similar ao dos neurolépticos típicos, porém com menor risco de ocasionar efeitos colaterais motores, além de ações específicas em outros circuitos neuronais, em especial a serotonina, levando à obtenção de efeitos antidepressivos, marcadamente com o uso da Quetiapina.

A indicação do uso dessa classe de medicamentos é semelhante às do uso dos típicos, já que caracteristicamente têm ação mais incisiva no tratamento dos sintomas negativos da esquizofrenia, ainda que o efeito clinicamente observado possa não ser tão efetivo.

Quanto aos efeitos colaterais, tais medicamentos têm potencial bastante elevado de induzir ganho de peso, o que pode ser muito significante e mais intenso no início de tratamento. Outras alterações metabólicas, como dislipidemia e diabetes, são também muito comuns, o que ajuda no aumento expressivo do risco de doenças cérebro-cardiovasculares das quais os pacientes mantidos cronicamente com doses moderadas a altas desses medicamentos sofrem. Todos os medicamentos dessa classe (a Olanzapina, em especial, e com exceção do Aripiprazol) podem levar a tais efeitos colaterais, o que dificulta o processo de adesão à medicação e leva a pioras na saúde física e mental dos pacientes. Outros efeitos colaterais comumente apresentados são a sensação de embotamento cognitivo e afetivo, sedação e sialorreia, além da possibilidade de agravar os sintomas obsessivos-compulsivos.

A Clozapina, por suas especificidades, merece uma descrição especial. É uma medicação com alta eficácia antipsicótica, nos sintomas tanto positivos quanto negativos da esquizofrenia, além de boa capacidade de contenção na agressividade e impulsividade. Sua introdução tem de ser lenta, muitas vezes realizada em ambiente hospitalar, pelo risco de agranulocitose (reação hematológica grave com supressão acentuada da série celular branca produzida pela medula óssea, ocasionando suscetibilidade aumentada a infecções e maior gravidade destas). Ocasiona ganho de peso, sedação e sialorreia marcadas. Clinicamente é uma medicação de interesse ímpar, podendo ocasionar grande melhora no controle de sintomas e qualidade de vida dos pacientes quando bem indicada. Nos processos psicoterápicos não é uma medicação ocasionalmente indicada nem consideramos que deva ser indicada, a não ser em situações muito específicas e com a retaguarda de um psiquiatra clínico acostumado ao seu uso.

Focaremos agora em alguns exemplos de neurolépticos atípicos:

RISPERIDONA (RISPERDAL®)

- Dose terapêutica: 0,5 mg a 1 mg
- Dose clínica: 1 mg a 6 mg

Apresenta características semelhantes às do Haloperidol, em especial pela alta capacidade de contenção psicomotora sem ser altamente hipnótico, com menor probabilidade de ocasionar efeitos colaterais motores. Pode ser utilizado na psicoterapia em doses baixas, quando se precisa de uma contenção rápida e efetiva, mas não deve ser mantido por muito tempo pelo risco de desencadear efeitos de parkinsonismo.

OLANZAPINA (ZYPREXA®)

- Dose terapêutica: 2,5 mg a 5 mg
- Dose clínica: 5 mg a 20 mg

Tem alto poder sedativo e hipnótico, com ação muito marcada no controle da ansiedade decorrente de aceleramento psíquico, e é forte indutora do sono. Muitos pacientes, porém, apresentam ganho de peso muito acentuado com seu uso contínuo, portanto não deve ser utilizada durante muito tempo, ficando como opção de momentos de crise quando outras medicações, como a Quetiapina, não são suficientes.

Quetiapina (Seroquel®)

 ▶ Dose terapêutica: 12,5 mg a 150 mg
 ▶ Dose clínica: 300 mg a 900 mg

Um dos neurolépticos mais utilizados na psicoterapia. Em doses baixas, apresenta perfil benéfico de efeitos colaterais, com pouquíssima ocorrência de efeitos motores ou metabólicos. Tem alto poder hipnótico e pode ser utilizado como indutor do sono quando não se deseja usar benzodiazepínicos ou ainda quando há associação com uma ansiedade de predomínio mental, com pensamentos repetitivos, cobrança interna e defesas conversivas e dissociativas. Costuma ser altamente efetivo para controlar a ansiedade e a angústia, porém o efeito de sedação residual no dia seguinte é um fator limitante de seu uso.

Amissulprida (Socian®)

 ▶ Dose terapêutica: 25 mg a 150 mg
 ▶ Dose clínica: 300 mg a 1200 mg

Outro neuroléptico muito usado na psicoterapia, tem efeito semelhante ao da Sulpirida, sendo especialmente útil em situações de ansiedade extrema, defesas dissociativas e conversivas, tratamento do núcleo esquizoide e como auxiliar no trabalho com defesas psicossomáticas. De maneira geral, permite boa contenção psicomotora, mas não é especialmente hipnótico, o que possibilita que seja tomado durante o dia. Em mulheres em idade fértil pode ocasionar sintomas decorrentes do aumento da prolactina, ainda que em quantidade menor que a Sulpirida.

Ziprasidona (Geodon®)

- Dose terapêutica: 20 mg a 40 mg
- Dose clínica: 40 mg a 160 mg

Pode trazer benefícios como neuroléptico durante a psicoterapia, porém a necessidade de avaliação de dosagem constante e risco cardiovascular faz que acabe sendo pouco utilizada.

Aripiprazol (Abilify®)

- Dose terapêutica: 7,5 mg a 15 mg
- Dose clínica: 15 mg a 45 mg

É um neuroléptico relativamente novo, com um perfil muito benéfico de efeitos colaterais, tanto motores quanto metabólicos, mesmo em doses mais elevadas. Além da contenção psicomotora e de organizar os pensamentos, apresenta ação ativadora e promotora de iniciativa. Tem potencial de provocar acatisia (sensação e incômodo corporal subjetivo que impedem que o paciente fique em repouso – por exemplo, sentado), mesmo em doses baixas.

Clozapina (Leponex®)

- Dose terapêutica: não utilizado
- Dose clínica: 200 mg a 800 mg

É o neuroléptico utilizado para casos graves de esquizofrenia ou TAB quando não há resposta com outras medicações. É altamente eficiente, porém pode causar uma reação hematológica grave, com supressão da medula óssea e risco alto de morte, o que faz que os pacientes que fazem uso dele tenham de fazer avaliação mensal com hemograma. Por causa desse risco grave, não aconselhamos seu uso na psicoterapia.

5. Estabilizadores de humor, fitoterápicos e outros

O intuito deste capítulo é apresentar outras medicações utilizadas pela psiquiatria clínica que não foram abordadas em capítulos precedentes. Abordaremos os estabilizadores de humor, os psicoestimulantes, os medicamentos indicados para compulsões e para o tratamento de dor crônica e os medicamentos fitoterápicos. Escolhemos apresentá-los em conjunto pois, apesar de ser medicamentos muito utilizados na prática psiquiátrica clínica, são menos utilizados no contexto da psicoterapia. Ainda assim, reforçamos a importância de os psicólogos e outros profissionais terapeutas conhecerem um pouco das medicações psiquiátricas, tanto para avaliação de seu cliente quanto para facilitar a conversa com os psiquiatras de referência.

Estabilizadores de humor. Este grupo de substância é, de maneira geral, utilizado tanto para os momentos de crise como para a manutenção de pacientes com diagnóstico de

Transtorno Afetivo Bipolar. O principal representante dessa classe é o Lítio, considerado o medicamento de primeira linha para a manutenção do humor basal estável (ou seja, sem quedas depressivas ou altas manias). Na literatura médica, é a primeira escolha para pacientes com TAB, tanto em monoterapia quanto em associação com outras drogas (neurolépticos e benzodiazepínicos, principalmente). O Lítio diminui a recorrência de crises, tanto maníacas quanto depressivas, além de aumentar a potência dos antidepressivos em quadros refratários. É uma medicação antiga, barata, bem estudada e principalmente eficaz nesse subgrupo de pacientes. Apesar disso, o Lítio apresenta alguns inconvenientes. O primeiro é a necessidade periódica da dosagem de sua quantidade no sangue (litemia – normalmente em faixas que variam de 0,6 a 1,2 mcg/dl, sendo o normal, para quem não usa a medicação, 0). Essas medidas devem ser realizadas periodicamente, uma a duas vezes ao ano para que a litemia se mantenha dentro da faixa terapêutica. Não adianta utilizar doses baixas de Lítio – digamos, um comprimido de 300 mg –, pois se a dosagem sanguínea não estiver na faixa terapêutica não há efeito da medicação.

Mesmo em suas dosagens recomendadas o Lítio apresenta um número expressivo de efeitos colaterais, entre os mais frequentes diarreia, tremores, dores gástricas, embotamento afetivo e boca seca. O Lítio tem um potencial tóxico para os rins (portanto, os clientes devem ser orientados a tomar muito líquido) e para a tireoide, e exames de avaliação de hormônios da tireoide devem ser feitos rotineiramente em clientes em uso da medicação. A intoxicação por Lítio pode acontecer por várias causas – as mais comuns são a superdosagem, tanto acidental quanto intencional, e a desidratação (por vômitos, diarreia, baixa ingestão constante de líquidos, infecções ou cálculos renais), sendo potencialmente fatal. Litemias acima de 1,2 e, principalmente, acima de 2 levam à exacerbação dos efeitos colaterais já mencionados e quadros graves de insuficiência renal, arritmias cardíacas e confusão mental que necessitam de avaliação em ambiente hospitalar de emergência.

Alguns pontos principais a ser lembrados em relação ao Lítio são que se trata de uma medicação de uso crônico, do principal responsável pela prevenção de recorrência de episódios maníacos e depressivos em pacientes com diagnóstico de TAB e de um medicamento que sempre deve ser acompanhado por um psiquiatra de referência. Clientes usuários de Lítio que se apresentem nas sessões mais confusos, relatando piora de tremores ou outros efeitos colaterais, devem ser encaminhados para avaliação médica o mais rápido possível (em especial idosos). Deve-se tomar muito cuidado com pacientes com dinâmica ou ideação suicida presente, pois a superdosagem de Lítio pode ser fatal.

Além do Lítio, outras medicações são indicadas como estabilizadoras do humor, em especial o Ácido Valproico, a Carbamazepina e a Lamotrigina. As três drogas foram inicialmente utilizadas como anticonvulsivantes, porém, atualmente, são muito usadas na psiquiatria como estabilizadoras do humor em doses mais baixas que as comumente prescritas para os pacientes com epilepsia.

O Ácido Valproico é, depois do Lítio, o estabilizador do humor mais utilizado. Costuma ser bem tolerado e apresenta eficácia na diminuição da recorrência de episódios maníacos no TAB, sendo utilizado também em alguns casos para o controle de impulsividade, principalmente em pacientes agressivos, e como auxiliar no tratamento do alcoolismo. Seu uso acarreta, muito comumente, dor gástrica, que, diferentemente dos antidepressivos, pode se manter cronicamente e tem potencial de causar toxicidade hepática. Portanto, a função do fígado deve ser sempre avaliada em pacientes em uso dessa medicação.

A Carbamazepina é também bastante utilizada e costuma apresentar efeitos colaterais menos graves que o Ácido Valproico, porém apresenta muita interação com outras drogas, de maneira geral diminuindo o nível das outras substâncias no sangue. Todas as medicações apresentadas até agora são formalmente contraindicadas na gestação, por apresentarem potencial de malformação fetal. Mulheres em idade fértil que fazem uso de estabilizadores de humor não devem engravidar antes de passar por avaliação com psiquiatra de referência.

Por fim, a Lamotrigina tem sido utilizada também como estabilizador de humor, tendo efeitos observáveis principalmente na prevenção de novos episódios depressivos em pacientes com TAB. Seu principal risco é o de provocar reação alérgica na pele que pode ir desde maior sensibilidade à luz solar a quadros de muita dor, prurido e descamação. A associação de Carbamazepina e Lamotrigina não deve ser utilizada pois aumenta de maneira considerável o risco e a gravidade dessa reação cutânea, levando a quadros que podem ser até fatais.

Psicoestimulantes. Os psicoestimulantes, de maneira geral, podem ser divididos entre os derivados das anfetaminas (substâncias emagrecedoras como Ritalina e Vivance) e os não derivados de anfetaminas (Modafinil). Os derivados das anfetaminas já foram utilizados como substâncias emagrecedoras, mas já não são prescritos para esse fim depois da regulamentação atual. Seus efeitos na perda de peso são bem marcados, com diminuição no apetite e maior metabolismo corporal, mas podem ter efeitos psicológicos e químicos bastante adversos, sendo os principais o aumento da ansiedade, excitação psicomotora com episódios de agressividade e impulsividade, e desenvolvimento de estados maníacos e/ou psicóticos.

Atualmente os psicoestimulantes derivados da anfetamina são utilizados como primeira droga para o tratamento do Transtorno de Déficit de Atenção e Hiperatividade (TDAH), pois, apesar de ser estimulantes, agem sobre a ativação dos centros de controle e inibição do cérebro, fazendo que durante seu efeito a pessoa tenha um maior poder de concentração e controle. A maior diferença entre a Ritalina e o Vivance é o tempo de ação: a Ritalina age por volta de 4 horas, enquanto o Vivance tem um efeito mais duradouro – por volta de 8 horas. Seu uso precisa ser acompanhado por psiquiatras especialistas, pois pode causar alterações de condução cardíaca, aumento de ansiedade e efeito anorexígeno (perda de apetite). Em crianças, podem ser utilizadas como sintomáticos, permitindo um ganho cognitivo compatível com sua idade. O uso de psicoestimulantes é muito comum entre estudantes e empresários sem diagnóstico de doença, para melhorar o rendimento nos estudos e no trabalho, o que não é recomendado.

O Modafinil, por sua vez, é utilizado como tratamento para distúrbios do sono, em especial em quadros de narcolepsia (ataques repentinos e incontroláveis de sono profundo, inclusive com sonhos, que podem ocorrer a qualquer momento do dia). Sua função é estimular e manter o paciente desperto, o que faz que seja utilizado como droga de abuso por algumas pessoas, com intuito de manter a eficácia, mas esse uso não deve ser aconselhável, pois não é uma substância isenta de efeitos colaterais, podendo levar a crises de ansiedade, estados hipomaníacos e perda de apetite.

Medicações para compulsão/dependência. O ramo da psiquiatria que trata dos transtornos relacionados a álcool e drogas tem tido um aumento de interesse e pesquisa nos últimos anos, tornando-se uma das grandes áreas da psiquiatria moderna. Os métodos de imagem funcional mais modernos permitiram avaliações mais precisas quanto ao substrato neurobioquímico de um paciente dependente, em especial a importância da Dopamina como regulador do prazer e sua disfunção no uso de álcool e outras drogas. Apesar dos avanços, o arsenal terapêutico para o tratamento das condições de dependência ainda é muito limitado. É consenso que se deve tratar as causas subjacentes que podem estar por trás da dependência, como quadros depressivos, ansiedade e insônia, e o tratamento se faz com as mesmas medicações que se usa para a população em geral, como antidepressivos, neurolépticos, estabilizadores do humor e tranquilizantes.

Especificamente para alcoolistas existem algumas tentativas de criar medicações específicas para o controle do uso. A mais conhecida dessas medicações é o Dissulfiram (Antietanol®), que apresenta o efeito antabuse, ou seja, atua no metabolismo do álcool pelo fígado, aumentando a presença de um metabólito denominado acetoaldeído no sangue. Esse acúmulo causa sensações desagradáveis no corpo, como náuseas, vômitos, letargia e sonolência, que, de maneira geral, são autolimitadas (como uma ressaca), mas que podem promover alterações graves, principalmente se há uma doença cardíaca de base.

A ideia por trás do Dissulfiram é criar um freio externo que impeça a pessoa de beber, pois ela sabe que isso ocasionará sensações desagradáveis. Porém, o tratamento depende totalmente da adesão do paciente: quando a medicação é associada ao álcool, pode acarretar reações muito graves, o que torna seu uso indicado apenas para pacientes que estejam muito bem assistidos e acompanhados de perto por profissional de referência. Sua dose de manutenção é de 125 mg a 250 mg ao dia. Outra medicação em uso para o controle do alcoolismo é a Naltrexona (Revia®), que atua como antagonista opioide. Ela inibe a sensação de relaxamento e euforia produzida pelo álcool, fazendo que o indivíduo tenha menos prazer com a ingestão de bebida alcoólica. Além disso, é utilizada para o tratamento de pacientes que interromperam o uso de opioides, o que vemos pouco no Brasil. A dose média é de 50 mg ao dia, podendo causar efeitos colaterais normalmente leves, principalmente cefaleia e náuseas.

É importante ressaltar que uma parada abrupta de ingestão de álcool pode levar à abstinência alcoólica, caracterizada por tremores, sudorese e irritabilidade, mas que em casos graves pode ocasionar confusão mental, convulsões e até morte (*delirium tremens*). Pacientes nessa situação devem ser levados para o pronto-socorro imediatamente. O controle dos sintomas de abstinência pode ser feito por benzodiazepínicos em doses altas, já que estes possuem uma ação cerebral semelhante à do álcool, diminuindo esses sintomas.

Por fim, outra medicação que tem sido utilizada para o controle da compulsão – neste caso para álcool e comida – é o anticonvulsivante Topiramato (Amato®), normalmente em doses baixas de 25 mg a 100 mg, que pode atuar diminuindo o desejo da pessoa pelos objeto da compulsão, em especial alimentar. Pode apresentar um efeito benéfico em alguns pacientes, mas muitas vezes seus efeitos colaterais impedem que seja utilizado por um tempo longo, em especial as alterações de lentificação cognitiva, tremores, diarreia e sonolência. O antidepressivo Bupropiona é indicado para os pacientes que querem cessar o tabagismo, principalmente quando associado a uma terapia ou grupo de apoio e adesivos de nicotina ou gomas para diminuir os sintomas de abstinência dessa substância.

Buspirona. A Buspirona (Buspar®) é uma medicação *sui generis* na psicofarmacologia, pois atua nos receptores de serotonina de maneira diferente da dos antidepressivos, o que faz que tenha um efeito quase exclusivo sobre os sintomas ansiosos, sendo o protótipo de um ansiolítico que não os benzodiazepínicos. Não apresenta potencial de tolerância e dependência, assim como não traz o relaxamento imediato que os benzodiazepínicos proporcionam. É indicada para o tratamento de transtornos de ansiedade e como potencializadora dos antidepressivos em alguns quadros de depressão. É pouco usada na prática clínica e na psicoterapia por duas questões importantes: precisa ser iniciada de maneira lenta e gradual, três vezes ao dia, até que se chegue a doses de 30 mg a 40 mg ao dia, e apresenta uma latência de até seis semanas para seu efeito completo. Essa característica impossibilita que seja usada como um tranquilizante em situações de crise, quando o relaxamento imediato é necessário, sendo preferível usar outro medicamento de efeito mais imediato.

Pregabalina. A Pregabalina (Lyrica®) é um medicamento da classe dos anticonvulsivantes que tem sido cada vez mais utilizada para o tratamento de dor crônica, especialmente aquela com caráter neuropático principal, como as dores do diabetes ou sequelas pós-AVC. De maneira geral, é uma medicação mais receitada por neurologistas e ortopedistas, porém vem ganhando espaço na psiquiatria, principalmente em pacientes com história de fibromialgia, ou seja, dores difusas espalhadas pelo corpo, de caráter crônico e que estão de maneira geral relacionadas com queixas depressivas. Para dor crônica, a dose recomendada é de 300 mg a 450 mg, enquanto na epilepsia são utilizadas até 600 mg. Seus efeitos colaterais principais dizem respeito a sonolência, tontura, desatenção, sudorese excessiva e inchaço.

Fitoterápicos. Os fitoterápicos são substâncias naturais de venda livre em farmácia, sem necessidade de receita médica. Essa característica os torna uma ferramenta bastante útil para os terapeutas não médicos, no sentido de que estes podem lançar mão do uso dessas substâncias quando não se consegue fazer uma avaliação psiquiátrica, seja por falta de tempo útil ou por resistência do paciente. De maneira geral, os fitoterápicos funcionam como calmantes leves, com ação discreta na ansiedade e na tensão muscular, mas podem ser sugeridos como estratégia por tempo determinado em pacientes muito ansiosos enquanto aguardam uma avaliação psiquiátrica, assim como podem ser utilizados como medicações de resgate, do tipo "se necessário", para clientes que tenham picos de ansiedade no enfrentamento de alguma situação ou mesmo como auxiliares na obtenção do sono, por permitirem o relaxamento muscular. São de maneira geral seguros, não sendo observada uma diferença mais marcada entre eles. Alguns nomes comerciais disponíveis são Valeriane, Pasalix, Calmin e Sintocalmy, e todos podem ser indicados para situações em que ainda não houve tempo de buscar um psiquiatra ou em situações de ansiedade mais leve, quando o suporte dado pelos fitoterápicos é suficiente para que o paciente consiga se controlar.

6. Psicodinâmica dos medicamentos

Definimos como psicodinâmica dos medicamentos o entendimento da ação medicamentosa em função das causas envolvidas nos conflitos geradores dos sintomas (psicodinâmica da patologia) e sua indicação em função do momento e da abordagem psicoterápica em questão.

Para tanto, dividimos os medicamentos em dois grandes grupos: *interiorizadores* e *exteriorizadores*, conforme aproximam ou afastam o psiquismo dos núcleos de conflito. Dessa forma, temos:

▶ **Antidepressivos.** São medicamentos exteriorizadores do psiquismo. A melhora causada pela administração do antidepressivo é obtida na medida em que sua ação consegue afastar o psiquismo do cliente de seus núcleos de conflito por determinado tempo. Comparamos essa ação a uma *moratória* psicológica, tempo que permite debelar a crise detonadora dos conflitos ou, então, que o indivíduo consegue reorganizar suas defesas psicológicas para continuar suas funções habituais. Reiteramos aqui que os antidepressivos não têm uma função curativa dos conflitos intrapsíquicos.

● **Neurolépticos.** São medicamentos interiorizadores do psiquismo. Eles agem principalmente no processo de sedação da angústia e nos processos de alteração cognitiva, desorganização e aceleração do pensamento, desatenção e dificuldade de concentração mental. Comparamos seu funcionamento a *centrar a cabeça*, já que seda a angústia e permite aumentar a capacidade de concentração mental. Sua ação permite aproximação e abordagem dos conflitos intrapsíquicos, agindo como uma medicação interiorizadora, facilitando a abordagem dos conflitos na psicoterapia.

● **Tranquilizantes.** São medicamentos que agem principalmente diminuindo a ansiedade e a angústia a ela acopladas. Por conta disso, são também drogas com função interiorizadora, permitindo ao cliente e ao terapeuta uma melhor abordagem do mundo interno do cliente e de seus conflitos. Agem pouco nos processos cognitivos. São os medicamentos de escolha quando se necessita de uma resposta de ação mais rápida. Das drogas psiquiátricas é a medicação que oferece uma resposta mais rápida e alívio imediato dos sintomas.

● **Hipnóticos.** São medicamentos que agem na indução do sono, desligando os processos mentais. Sua grande vantagem é *desligar a cabeça* e, com isso, causar um descanso mental quando se faz necessário.

● **Estabilizadores de humor.** São medicações que agem mais no campo dos afetos (sentimentos/humor) que na esfera do pensamento (cognitivo). Sua grande importância consiste em *diminuir a oscilação do humor*, principalmente no tocante às explosões de agressividade.

● **Fitoterápicos.** São remédios que funcionam principalmente nas crises de ansiedade e tensão. Sua grande importância, nas psicoterapias, é o fato de serem comercializados sem a necessidade de receitas médicas controladas. São medicamentos que podem funcionar como auxiliares da psicoterapia, facilitando e acelerando a abordagem dos conflitos psicológicos, desmobilizando defesas intrapsíquicas, facilitando o resgate dos conflitos somatizados e dando maior continência no rompimento dos vínculos de dependência.

7. Indicações de medicamentos na psicoterapia

A medicação na psicoterapia é indicada como ferramenta auxiliar.

INSÔNIA

Uma insônia persistente pode causar, além do desconforto para o cliente, um quadro de exaustão física ou psíquica e muitas vezes se faz necessária a introdução de medicação. Na análise psicodramática dividimos as insônias em:

1. **Insônia tensional.** Acontece quando o cliente não dorme porque não consegue relaxar o corpo. Fica se contorcendo na cama, não acha uma posição confortável, rola de um lado para o outro e não consegue relaxar o corpo, embora a mente esteja calma. Essa tensão ocorre geralmente por sentimentos reprimidos ou contidos, preocu-

pações, falta de descarga de energia sexual ou da energia física, medo e estado de alerta etc. Ela melhora com exercícios físicos, tranquilizantes e fitoterápicos.

2. **Insônia por agitação mental.** Nesse caso, o cliente não dorme porque não consegue parar de pensar, os pensamentos estão acelerados ou simplesmente não "desligam". Isso pode ocorrer por vários motivos:

a. *Mobilização de defesas de ideias depressivas ou de ideias obsessivas.* Nas defesas de ideia depressiva o pensamento é constituído de um debate sem fim sobre qualquer assunto, muitas vezes irrelevante que não chega a conclusão nenhuma. Nas defesas de ideias obsessivas o pensamento pode variar de uma "musiquinha persistente e repetitiva" a planejamentos sem fim (escrever uma carta, reformar a casa, imaginar uma viagem etc.) que não têm nenhuma importância prática. Ambas as defesas são apenas uma barragem mental para evitar o contato com o mundo interno tanto via sonhos quanto por pensamentos aflorados. Melhoram muito com a administração de hipnóticos ou alguns tipos de antidepressivos (Donarem).

b. *Por ação e ativação de figuras de mundo interno (FMI) ou mesmo de figuras internalizadas em bloco (FIB).* As figuras mais comuns são os "cobradores" e os "terroristas". No primeiro caso o cliente não dorme porque fica refém de uma cobrança insistente de coisas que devem ser feitas ou que deixaram de ser feitas, ou até mesmo que vão precisar ser feitas num futuro mais distante. No caso da figura "terrorista", o cliente sente medo em relação ao futuro imediato, distante e até mesmo de situações de passado, tanto em relação a ele como em relação aos familiares, a pessoas próximas, à vida, ao país, ao mundo etc. A indicação principal é a de neurolépticos em dose baixa.

3. **Insônia por ação de estado depressivo.** O cliente simplesmente não dorme, ficando em estado de vigília. Não está tenso nem agitado mentalmente. O sono ocorre geralmente ao amanhecer. É uma situação de medo de se entregar ao sono, como se dormir fosse o equivalente a morrer. Dorme melhor quando começam os ruídos e os movimentos do dia a dia. Não suporta muito o silêncio da noite. A indicação principal é a de antidepressivos em dose baixa.

4. **Por medo de sonhar.** Esse tipo de insônia acontece principalmente quando o cliente está caminhando na terapia pela sequência de sonhos (decodificação de sonhos na análise psicodramática). Muitas vezes, durante a sequência de sonhos, o cliente sofre um bloqueio (defesa), para de sonhar e começa a lutar contra o sono ou dormir de forma intermitente, despertando cada vez que o sono se aprofunda. Nesses casos, uma pequena ajuda medicamentosa para aprofundar o sono pode ajudar a restabelecer o processo, sendo indicada uma dose leve de tranquilizante, hipnótico ou fitoterápico.

ANSIEDADE

É uma forma de angústia ligada ao sentimento de urgência. Costumo dizer que é uma das roupas que a angústia veste. É bastante complicada a abordagem dos conflitos de mundo interno do cliente muito ansioso. Ou ele fala em demasia, ou está agitado corporalmente (não para quieto), ou está muito disperso e com dificuldade de concentração.

Costumo usar como clareamento a imagem do cliente correndo na vida. Esse indivíduo corre por dois motivos: ou porque está fugindo de algo ou porque tem muita pressa de chegar a algum lugar.

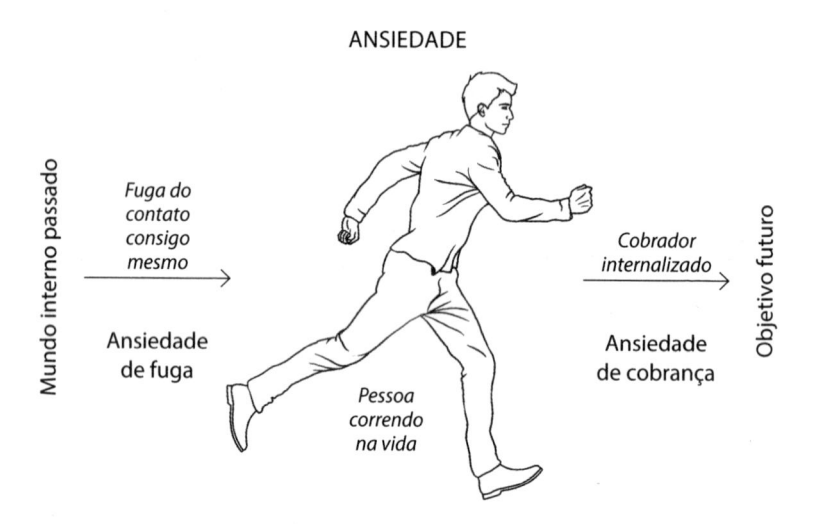

No primeiro caso temos uma *ansiedade de fuga*: o cliente foge do contato consigo mesmo, com seu mundo interno e com seus conflitos psicológicos. A ansiedade de fuga pode ser abrandada com tranquilizantes, fitoterápicos ou com antidepressivos calmantes em dose baixa.

No segundo caso temos uma *ansiedade de cobrança*: o cliente está sob a ação de um cobrador interno (FMI ou FIB). A cobrança exagerada é desproporcional à realidade e muitas vezes sem um objetivo condizente. Esse estado diminui sensivelmente com a administração de neurolépticos em dose baixa ou média.

DEPRESSÃO

É um dos aspectos mais controversos na psiquiatria e na psicologia. Na análise psicodramática consideramos *depressões orgânicas* as claramente ligadas aos fatores degenerativos e patológicos do cérebro, como: demência, doença de Alzheimer, demência vascular, doença de Pick, doença de Creutzfeldt, Coreia de Huntington, doença de Parkinson, demência da HIV etc.

As outras causas depressivas – mesmo os transtornos bipolares – são divididas em dois grandes grupos: *depressão neurótica* e *depressão de constatação*. Entendemos que na psicodinâmica a depressão é um chamado do psiquismo para um "cara a cara" consigo mesmo. Esse chamado é a tentativa do psiquismo para que o indivíduo entre em contato com determinados conteúdos psicológicos sistematicamente evitados em seu mundo interno.

A *depressão neurótica* é uma depressão basicamente constituída de sintomas não vinculados a causas específicas. É rica em sintomatologia como: tristeza, apatia, insônia, alteração do apetite, desânimo, desencanto, ideação suicida, vontade de morrer, pessimismo, sonolência, torpor, irritabilidade etc. Não existe elaboração das causas e, quando tem, é mais na linha de racionalização ou justificativa. Esse conjunto sintomático funciona como uma resistência psicológica de mergulhar em contato com os conteúdos psicológicos constantemente evitados.

A *depressão de constatação* é a depressão resultante do contato com o material psicológico evitado. Os sintomas principais são tristeza, arrependimento, culpa, lamento e vergonha – seja de oportunidades perdidas, atitudes tomadas, omissões ou interferências indevidas na vida de outras pessoas ou na vida, posicionamentos equivocados, conhecimento de hoje de atitudes ou posturas do passado. É uma depressão dolorida, porém saudável, já que permite ao indivíduo assumir uma série de sentimentos, posturas e atitudes menos nobres que constituem a solução e cura da depressão neurótica. Dessa maneira, entendemos que a depressão neurótica e a depressão de constatação são parte do mesmo fenômeno psíquico e que a segunda é continuação da primeira. Podemos comparar a depressão neurótica e a depressão de constatação conforme o esquema a seguir.

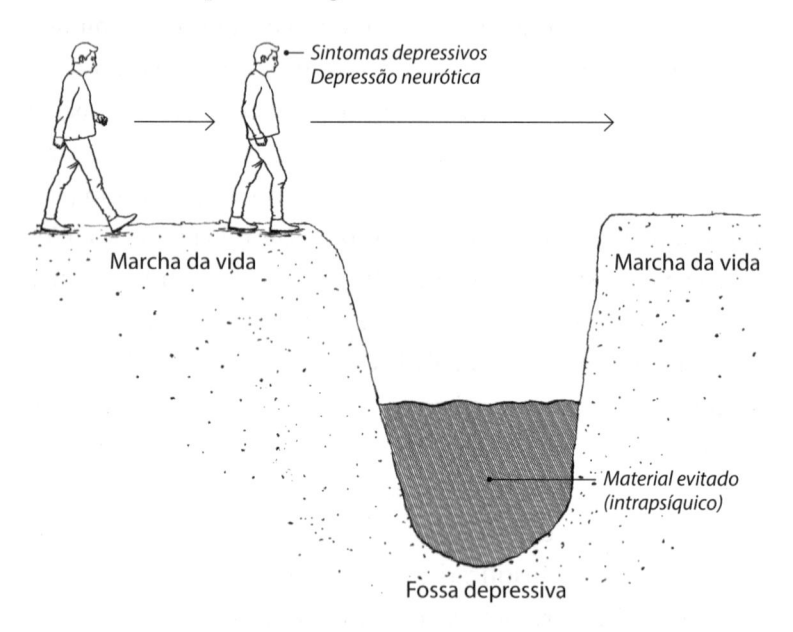

O cliente em questão vem caminhando pela vida e se aproximando da *fossa depressiva*, onde está localizado o conjunto de *conteúdos evitados*. O trajeto saudável é mergulhar na fossa depressiva, entrar em contato com o material evitado e alcançar a outra borda para continuar seu caminho de vida. É uma vivência que exige uma boa capacidade de reflexão aliada a uma grande cota de parte sadia para fazer esse "cara a cara" consigo mesmo.

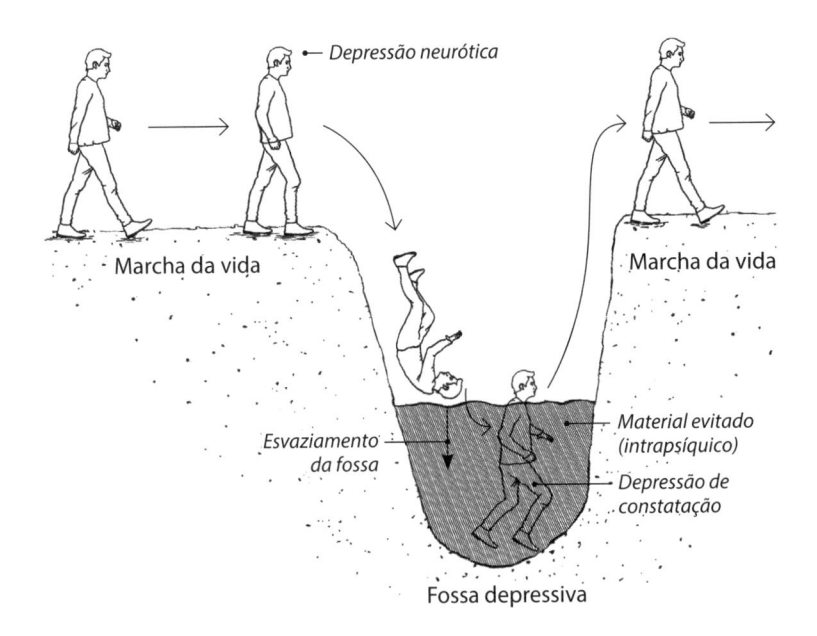

O que normalmente acontece é que o indivíduo para na borda da fossa depressiva acometido de uma série de sintomas como apatia, tristeza, insônia, falta de apetite, desânimo, torpor, desinteresse pela vida etc., que constituem a depressão neurótica e causam uma série de transtornos no dia a dia do cliente.

Em termos de psicodinâmica, entendemos esse conjunto sintomático como uma resistência do psiquismo de entrar em contato com o material evitado.

A sequência natural seria a de que, uma vez superada a resistência, o indivíduo mergulhasse na fossa depressiva e entrasse em contato com o material evitado, enfrentando assim uma depressão de constatação.

Após a elaboração do material constatado, esse indivíduo fica liberado dos sintomas depressivos e pode continuar sua trajetória de vida. Consideramos que elaborando a depressão de constatação esse indivíduo se encontra curado da depressão. *A cura da depressão neurótica é o contato e a elaboração da depressão de constatação.*

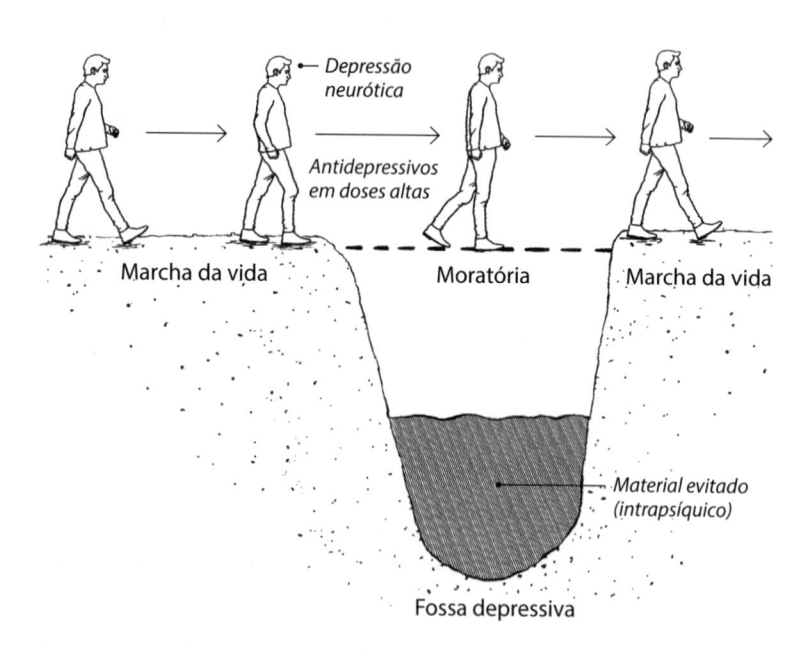

A interferência medicamentosa pode ser necessária tanto na depressão neurótica como na depressão de constatação. Ela é feita principalmente com os antidepressivos de duas maneiras:

Medicação em forma de moratória. A medicação é ministrada de forma a eliminar todos os sintomas depressivos por um tempo mínimo de três a seis meses, podendo durar anos. Essa forma de medicação é utilizada principalmente na depressão neurótica de clientes que não fazem psicoterapia. Ao eliminar os sintomas, o indivíduo perde a condição de abordar o material evitado e consequentemente não vai ter uma depressão de constatação. Como já dito anteriormente, a psicodinâmica do antidepressivo é afastar o psiquismo do núcleo de conflito intrapsíquico (joga o psiquismo para fora). A função desse tipo de medicação é criar condições para que o indivíduo tenha um tempo para se reorganizar psiquicamente (moratória) e voltar às suas funções habituais. É a forma mais comum de medicação utilizada pelos psiquiatras clínicos.

Em nosso exemplo figurativo, a medicação em moratória faz o indivíduo atravessar a fossa depressiva sem entrar em contato com o material nela depositado. Possibilita passar pela depressão sem resolver o material evitado. Ao não resolver o material evitado, esse indivíduo pode apresentar recidivas com sintomas de depressão neurótica durante sua vida. Em clientes que estão em processo psicoterápico, a medicação em forma de moratória não é indicada, pois esvazia o *setting* psicoterápico.

Medicação em forma de plataforma. Medicação ministrada de forma a apenas abrandar os sintomas da depressão neurótica, a fim de evitar um sofrimento maior para o cliente, sem, contudo, impedir que ele continue o processo de entrar em contato com o material evitado e com a depressão de constatação. Utilizamos a imagem de plataforma para ilustrar que o indivíduo dessa forma não mergulha na fossa depressiva; ele a alcança como que utilizando uma escada (plataforma). Essa é a forma de medicação mais indicada para quem está em acompanhamento psicoterápico e focado em desvendar as causas (material evitado) da depressão e não em simplesmente suprimir os sintomas.

As formas de medicar a depressão devem ser optadas levando em conta a situação geral do cliente, suas necessidades e seus objetivos.

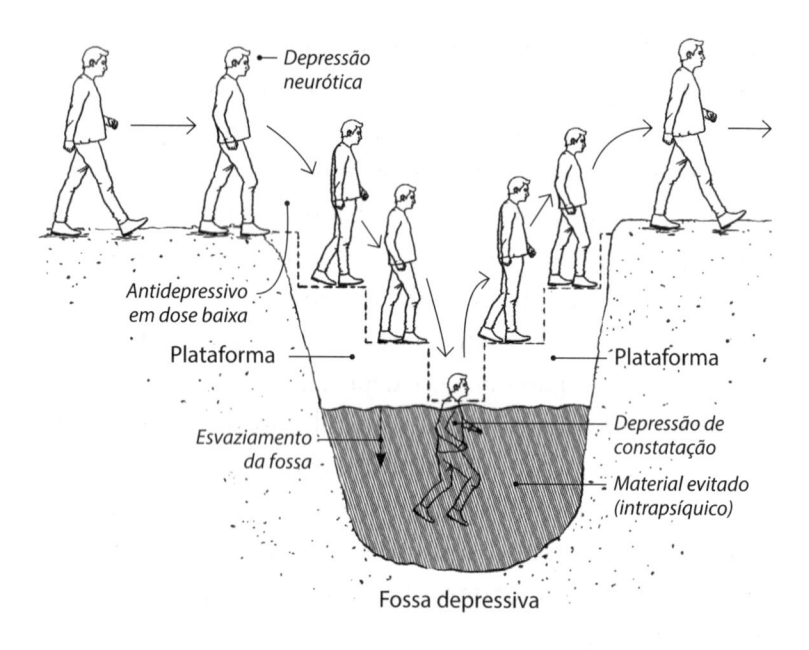

- Depressão neurótica
- Antidepressivo em dose baixa
- Plataforma
- Plataforma
- Esvaziamento da fossa
- Depressão de constatação
- Material evitado (intrapsíquico)
- Fossa depressiva

- Medicação em forma de moratória: doses médias ou altas de antidepressivos durante no mínimo três a seis meses.

- Medicação em forma de plataforma: doses baixas ou mesmo subclínicas de antidepressivos durante o processo de alcançar o material evitado.

Na depressão de constatação a medicação com antidepressivos pode ou não ser necessária. Muitas vezes o cliente nem necessita de medicação, pois a simples localização e elaboração do material evitado já são suficientes para a saída da fossa depressiva. Outras vezes a medicação pode ser necessária, principalmente quando a constatação abrange sentimentos de perda, culpa e arrependimento. Nesses casos, a medicação pode ser dada em forma de moratória, pois mesmo que os sintomas sejam suprimidos o contato com o material evitado já foi feito.

SÍNDROME DO PÂNICO

Antes de tudo precisamos separar, do ponto de vista da psicodinâmica, o que é considerado síndrome do pânico e o que são simplesmente situações de pânico ligadas às diversas patologias. Dessa forma, podemos afirmar que nem todo pânico é síndrome do pânico.

Consideramos, na análise psicodramática, que a síndrome do pânico *é uma situação advinda da quebra, mais ou menos brusca, do conceito de identidade do indivíduo.*

Lembremos que o conceito de identidade é o conjunto de crenças do indivíduo, é a sua principal referência na relação com o mundo e consigo mesmo, é o seu "chão psicológico". *A quebra do conjunto referencial na identidade do indivíduo cria uma situação em que ele não consegue mais confiar em si mesmo. Sendo assim, ele entra em uma situação de pânico diante dos acontecimentos da vida que solicitam algum grau de posicionamento independentemente de sua complexidade.*

Os sintomas somáticos como palpitações, sudorese, sensação de desmaio etc. que aparecem na síndrome do pânico também são comuns às outras situações de pânico. Uma das principais diferenciações que fazemos entre a síndrome do pânico e outras situações de pânico é a questão do objeto de ameaça.

No pânico ligado aos quadros psicodinâmicos neuróticos da análise psicodramática, o objeto de ameaça é o pânico ligado ao sentimento de desproteção e falta de cuidados (ingeridor); de confronto, exposição e acusação (defecador); perda de controle, perda de rumo e objetivo (urinador); contato com pessoas, ser ignorado pelo mundo (esquizoide) e muitos outros exemplos, conforme a psicodinâmica ligada ao pânico.

Na síndrome do pânico o objeto de ameaça é apenas passar mal e morrer.

Os pânicos ligados às psicodinâmicas neuróticas devem ser medicados conforme o desenvolvimento da psicoterapia e a neurose a que estão ligados (ver "Defesas intrapsíquicas", p. 104). Na síndrome do pânico a estratégia psicoterápica é reorganizar o conceito de identidade, independentemente da patologia neurótica básica. Nesses casos, a medicação é utilizada como auxiliar da terapia e conforme a gravidade do pânico. O objetivo da medicação é proporcionar ao cliente uma certeza de alívio imediato dos sintomas de pânico. Ele deve ser orientado a ter sempre o medicamento ao alcance da mão e tomá-lo quando pressentir o sintoma de pânico. *A medicação que produz os efeitos mais imediatos é o tranquilizante. Na síndrome do pânico devemos utilizar tranquilizantes; os de uso sublingual, que têm o efeito mais rápido, são os preferidos.*

A utilização de antidepressivos em forma de moratória concomitantes com a psicoterapia deve ser evitada, pois elimina os sintomas e prejudica o processo psicoterápico. Porém, quando os sintomas estão muito intensos, o recomendado é prescrever antidepressivos em dose de plataforma concomitante com tranquilizantes.

Doenças psicossomáticas e autoimunes

Nas doenças psicossomáticas e autoimunes encontramos, sempre, em graus variáveis, um componente psicológico que pode e deve ser tratado com a psicoterapia. Em algumas doenças psicossomáticas em que o fator psicológico é o causador exclusivo dos sintomas, tratamo-nas como verdadeiras defesas psicossomáticas. Em doenças nas quais o fator psicológico está acoplado a tendências do indivíduo ou a doenças preexistentes, esse fator apenas aumenta a intensidade dos sintomas. (Ver o Capítulo 3 do volume III e o Capítulo 5 do volume IV desta coleção.)

Em qualquer das duas situações o conflito psicológico é transferido para a esfera psicossomática e a estratégia psicoterápica a ser utilizada é a mesma.

O mecanismo de transferência de um conflito psicológico com sua correspondente angústia patológica se assemelha ao mecanismo da depressão neurótica, que precede – e às vezes impede – o contato com o material evitado. Nos casos psicossomáticos a psicodinâmica envolvida é a seguinte:

Existe um conflito intrapsíquico que gera angústia patológica na esfera psicológica. Esse conflito é transferido para um órgão ou uma função na esfera somática, que podem ser o estômago, o intestino, a pele, o couro cabeludo, o sistema imunológico, as artérias e veias, a tireoide etc., causando algum tipo de lesão no órgão ou desregulando sua função. A angústia patológica correspondente ao conflito é transformada em sintomas como dor, queimação, prurido, ardor, cólica etc.

Podemos dizer que "o local psicológico ocupado pelo conflito e por sua angústia fica esvaziado", e cada vez que o conflito é acionado o indivíduo passa a ter a sintomatologia do órgão lesado. Por exemplo, se o conflito psicológico e a correspondente angústia patológica forem transferidos para o estômago, este vai apresentar uma gastrite nervosa. Cada vez que o conflito for acionado, ele vai ter gastrite e sentir queimação no estômago.

Dessa forma, o indivíduo perde a noção de que tipo de conflito psicológico pode estar acionando a sintomatologia somática. Toda sua atenção fica voltada para o somático, que é o que está incomodando, e não para o psicológico, que aparentemente não incomoda. Essa perda de noção dificulta a abordagem psicoterapêutica porque as pistas psíquicas ficaram encobertas. Essas pistas encobertas são mais fáceis de abordar pela decodificação dos sonhos.

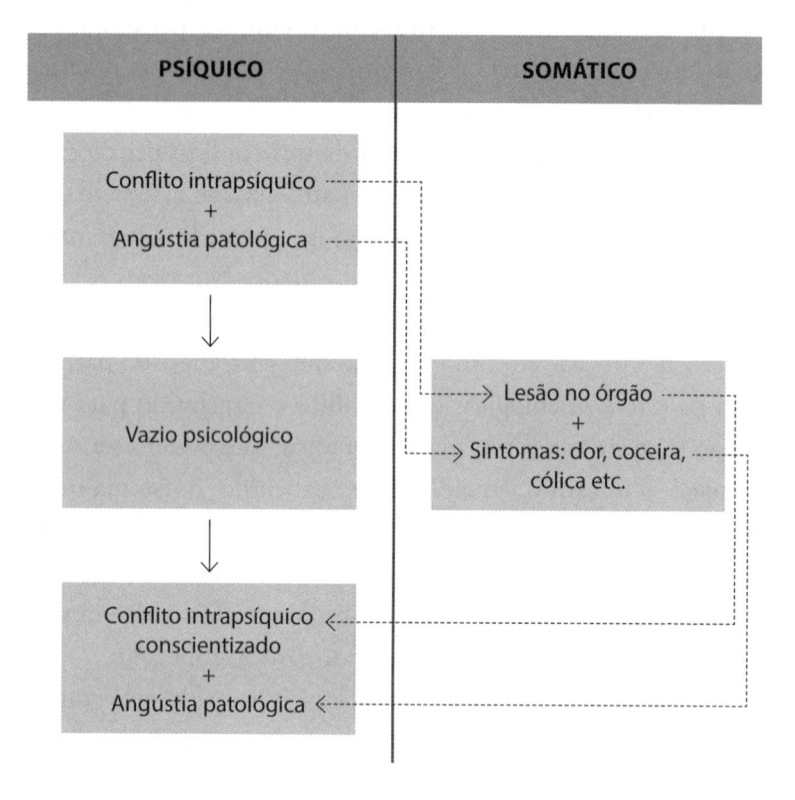

Toda estratégia psicoterápica no cliente psicossomático é a de retornar para o psicológico o conflito e a angústia que foram transferidos para o somático. Entre os instrumentos principais para esse trabalho estão a decodificação dos sonhos e a introdução de medicação auxiliar.

De acordo com a figura a seguir, o indivíduo caminha pela vida e chega à borda da fossa depressiva, no fundo da qual existe uma quantidade de material evitado. Em vez de o psiquismo acionar o conjunto de sintomas, que na análise psicodramática chamamos de depressão neurótica, ele aciona o mecanismo de transferir o conflito da esfera psíquica para a esfera somática.

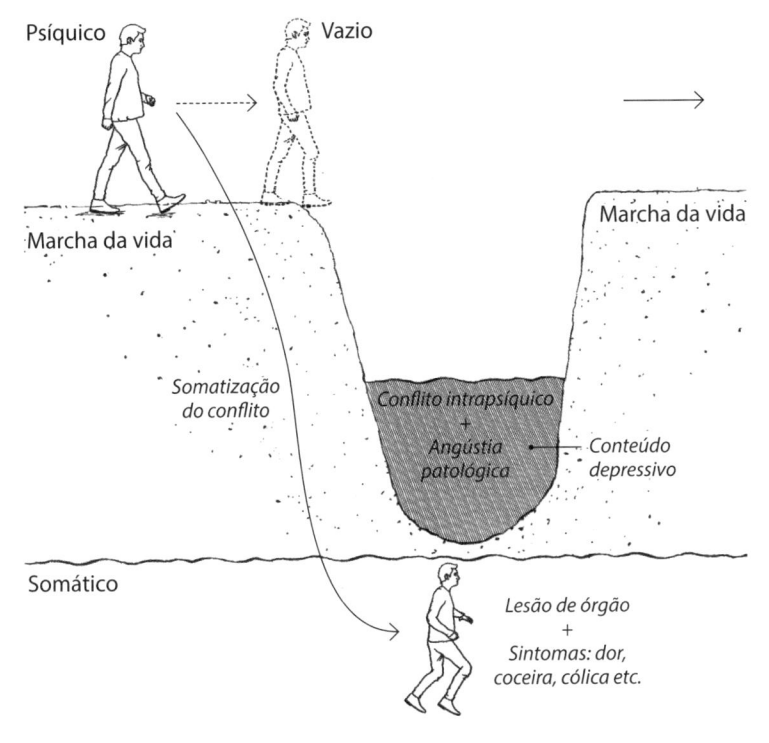

Ao acionar o mecanismo de transferir o conflito e sua angústia para a esfera somática, a entrada na fossa depressiva é interrompida e o cliente passa a ter a sintomatologia ligada ao órgão afetado cada vez que o conflito é acionado, como já explicado anteriormente. Na tentativa de resgatar o conflito somatizado para a esfera psicológica, não é possível um retorno para a situação anterior à somatização. A somatização já constitui uma evolução do conflito. Portanto, na recuperação para a esfera psicológica o conflito vai reaparecer já em algum estágio do processo de evolução, acionando uma cota de angústia e desorganização que o indivíduo não conseguiu acompanhar em seu psiquismo. Em nosso exemplo, é como se ele voltasse para algum estágio do mergulho ou para dentro da fossa depressiva, em contato com o material evitado.

Esse fato (angústia e desorganização) constitui uma das grandes dificuldades da recuperação do conflito somatizado para o retorno à esfera psicológica. Uma das formas facilitadoras desse retorno é o auxílio medicamentoso concomitante com o processo psicoterápico.

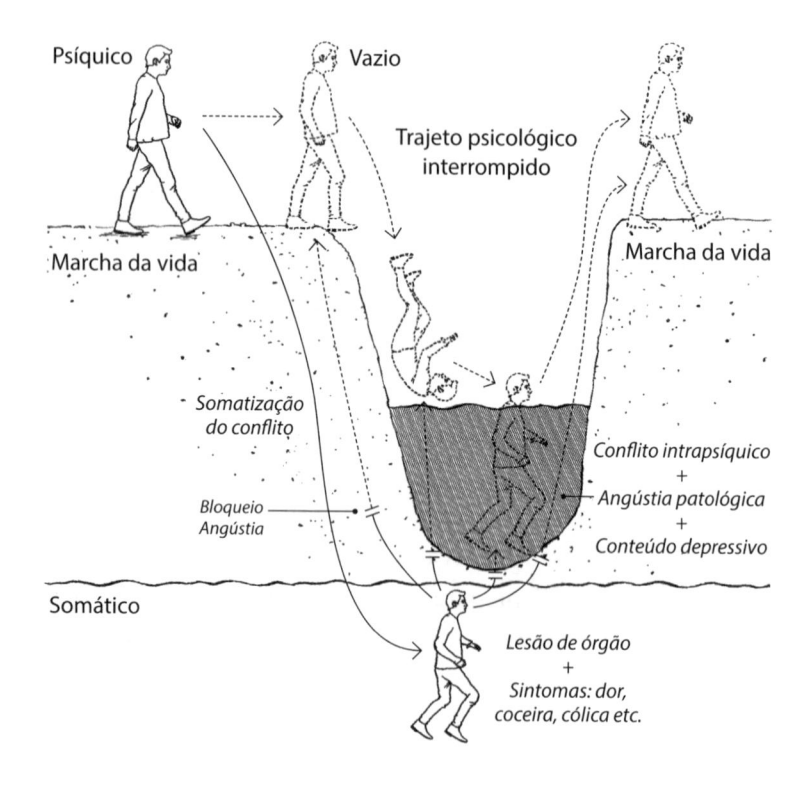

A estratégia medicamentosa que utilizamos visa prevenir uma grande desorganização psicológica e diminuir a angústia que vai ser mobilizada. Portanto, é uma *medicação preventiva*. Caso ela não seja utilizada, o retorno do conflito somatizado para a esfera psíquica apenas com o tratamento psicoterápico é mais demorado. Utilizamos dois tipos de medicação concomitante:

1. Antidepressivo em dose baixa. Medicação em forma de plataforma para prevenir uma entrada muito brusca no psiquismo.
2. Neuroléptico em dose baixa para diminuir a angústia e sua correspondente desorganização durante a reentrada na esfera psicológica.

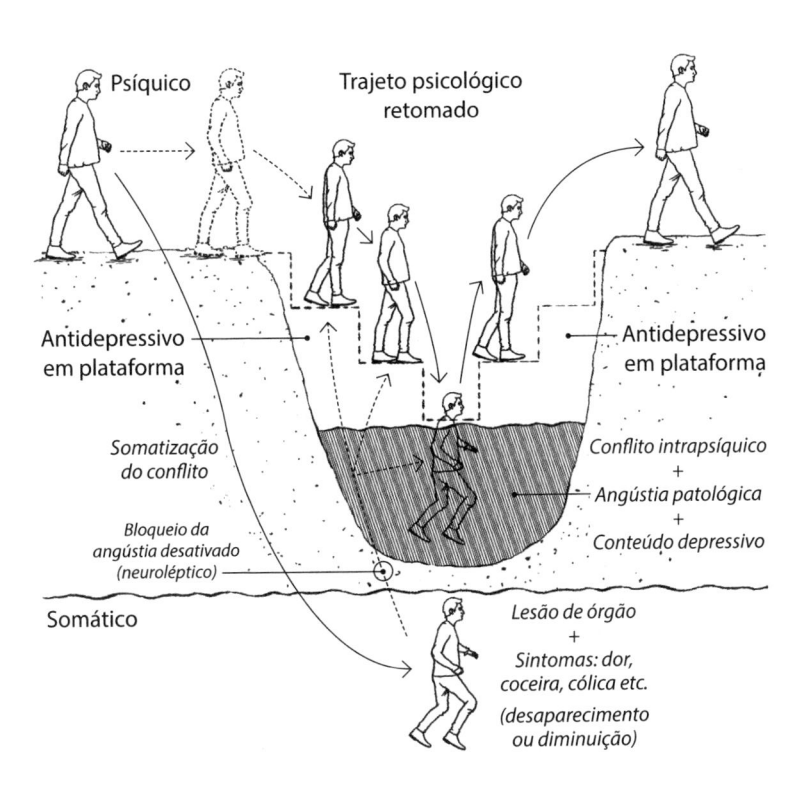

Psíquico

Trajeto psicológico retomado

Antidepressivo em plataforma

Antidepressivo em plataforma

Somatização do conflito

Conflito intrapsíquico
+
Angústia patológica
+
Conteúdo depressivo

Bloqueio da angústia desativado (neuroléptico)

Somático

Lesão de órgão
+
Sintomas: dor, coceira, cólica etc.

(desaparecimento ou diminuição)

Desmonte da figura internalizada em bloco (FIB)

Lembremos que a figura internalizada em bloco (FIB) é incorporada em forma de clima afetivo e sensação ainda na fase cenestésica do desenvolvimento psicológico e, portanto, antes do advento do ego. Diferentemente das figuras de mundo interno que são incorporadas já na fase psicológica e diretamente ligadas ao conceito de identidade, a FIB origina-se no mundo externo (ambiente familiar que rodeia a criança), mas seu desenvolvimento é feito pelo psiquismo do indivíduo, gerando um conceito de identidade conflitante com um duplo comando. O indivíduo não reconhece a FIB como algo do mundo externo, e sim como parte de seu verdadeiro eu, diferentemente das figuras de mundo interno que uma vez identificadas o cliente logo reconhece a origem e procedência, iniciando um processo de desmonte. (Ver o Capítulo 8 do volume V desta coleção.)

A estratégia psicoterápica é identificar e nomear a FIB de acordo com a função que ela está exercendo sobre o indivíduo: cobrador(a), envenenador(a), brochador(a), conselheiro(a), depreciador(a), terrorista etc.

Uma vez identificada e nomeada a FIB, o cliente deve ser estimulado a discriminar quando o comando é sua vontade e seu verdadeiro eu ou quando o comando é da FIB, reforçando o primeiro e começando a desobedecer ao segundo.

Ao discriminar a FIB e começar a desobedecê-la, o cliente começa o processo de desmistura entre seu verdadeiro eu e a FIB. À medida que esse processo caminha, vai surgindo um *vazio de referências* num espaço psicológico que antes era ocupado pelas referências da FIB (parte do duplo comando).

Esse vazio deixado pela desmistura com a FIB é lentamente ocupado com referências do verdadeiro eu: vontades, opiniões, conclusões, intenções, percepções, sentimentos etc.

Durante a vigência do *vazio de referências*, o cliente se sente perdido, sem saber como se comportar, sem rumo, com crises de angústia e até mesmo com sintomas de pânico. Esses sintomas tendem a desaparecer conforme ele vai preenchendo o vazio de referências. Nesse período é recomendável um apoio medicamentoso, sendo a medicação mais indicada os neurolépticos em dose baixa e às vezes com um pouco de tranquilizantes. Os antidepressivos não são muito recomendáveis, pois afastam o cliente do núcleo do conflito, dificultando o processo psicoterápico.

DESMISTURA DA FIGURA INTERNALIZADA EM BLOCO (FIB)

Desmistura

Rompimento e desmonte do vínculo compensatório

O *vínculo compensatório* é um mecanismo de defesa que tampona as zonas de psiquismo caótico indiferenciado (ZPCI) que não foram devidamente diferenciadas por conta da ocorrência de climas afetivos inibidores durante a fase cenestésica do desenvolvimento psicológico.

É montado em torno dos 3 anos de idade e pode ser desativado durante a vida, mudar de objetos compensatórios ou também durar a vida toda. É composto de uma *função delegada*, uma função psicológica cuja responsabilidade é do indivíduo, que a delega para outras pessoas (marido, esposa, chefe, amigos, namorados etc.), para coisas (bebida, comida, cigarro, compras etc.) ou bichos (cães, gatos, pets em geral) e outros grupos menos comuns.

Essas funções psicológicas estão ligadas ao cuidado, à proteção, ao julgamento, à avaliação, à orientação e à adoção, sempre do indivíduo para consigo mesmo. Por exemplo: o indivíduo é responsável por cuidar de seus interesses, mas delega essa responsabilidade para o outro (função delegada) e fica na expectativa, cobrando e exigindo que o outro assuma essa responsabilidade que, na realidade, é e sempre foi dele. O vínculo compensatório cria uma relação de dependência das defesas projetivas (ver o Capítulo 2 do volume II desta coleção).

Chamamos de *rompimento do vínculo compensatório* quando o indivíduo perde seu objeto da compensação, o que não interfere na função delegada, mas no objeto para o qual a função psicológica foi delegada. Vejamos os exemplos a seguir:

José tem um vínculo compensatório com o cigarro, conferindo-lhe uma função delegada de cuidado e proteção. Por ordem médica, ele é obrigado a parar de fumar e assim perde seu objeto de compensação (cigarro). Quando fumava, José se sentia cuidado e protegido (função delegada). Ao parar de fumar, ele entra em contato com toda a falta de cuidado e de proteção que sentiu quando era bebê (núcleo de abandono e desamparo).

Maria tem um vínculo compensatório com seu marido Oscar – ela delega a ele a função de orientação de vida. Eles se separam e Maria perde seu objeto de compensação (Oscar). Quando estava com ele, Maria se sentia orientada e com um plano diretor de sua vida. Sem ele, ela não consegue se orientar nem ter um plano diretor por si mesma. Entra em contato com toda a vivência de falta de orientação e referência de quando era bebê. Tanto José como Maria entram em:

1. Desespero – sentimento ligado à sensação de estar sem saída.
2. Sentimento de ameaça vital, carência, desencanto e desamparo ligados à sensação de falta estrutural.
3. Ansiedade de expectativa – ligada à tensão crônica e à espera da chegada do alívio.

A tendência desses clientes é formar um novo vínculo compensatório com a mesma função delegada, mas com um novo objeto de compensação.

A estratégia psicoterápica é identificar a função delegada e trabalhar no sentido de que o cliente consiga assumir para si mesmo a responsabilidade da função que estava delegada, em vez de formar um novo vínculo compensatório.

No caso de José, assumir a função delegada seria reconhecer que quem tem a responsabilidade de cuidar e proteger os interesses afetivos, materiais e sociais do José é o próprio José e não o cigarro. Para Maria, seria assumir que quem tem a responsabilidade de conduzir a orientação e o plano diretor da vida da Maria é a própria Maria.

Ao assumir a responsabilidade da função delegada, o cliente consegue um desmonte do vínculo compensatório. Tanto no rompimento como no desmonte os sentimentos acionados são os mesmos e, muitas vezes, é necessário o uso de medicação. A medicação mais adequada nesses casos são:

▶ Neurolépticos em dose baixa ou média para abrandar o sentimento de desespero e ameaça vital.

▶ Hipnóticos e indutores de sono para "desligar a cabeça" por pelo menos seis horas, permitindo um descanso da ansiedade de expectativa.

▶ Antidepressivos em dose baixa ou média, principalmente os inibidores de captação da noradrenalina (Venlafaxina), se houver muita apatia ligada ao sentimento de desencanto com a vida.

Defesas dissociativas

As defesas dissociativas são mobilizadas quando os conflitos do mundo interno estão constituídos de conteúdos intensamente contraditórios e controversos.

O mecanismo dissociativo pode ser comparável a um disjuntor de uma rede elétrica caseira. Por exemplo, se acontece um curto-circuito numa tomada da cozinha, o disjuntor responsável desliga a rede elétrica da área para que esse curto-circuito não comprometa o resto da fiação, deixando uma parte da casa sem energia. Se formos até o quadro de luz e tentarmos religar o disjuntor responsável, ele desliga novamente. Só vai ser possível religá-lo quando o curto-circuito for sanado. Dessa forma, o desligamento da rede de uma parte da casa é um mecanismo de defesa para evitar que toda a rede elétrica seja comprometida.

O mecanismo dissociativo isola a parte do eu do indivíduo (desconecta) em que os conflitos estão mais contraditórios para evitar que as outras áreas sejam comprometidas. Por exemplo, dissociação no ingeridor desconecta a área mente das áreas corpo e ambiente; dissociação no defecador desconecta a área corpo das áreas mente e ambiente; e dissociação no urinador desconecta a área ambiente das áreas mente e corpo.

Assim, a defesa dissociativa cria um distanciamento (desconexão) entre a área conflitada (núcleo do conflito) e as áreas não conflitadas (parte sadia). A angústia patológica relacionada aos conflitos fica presente, mas não é mobilizada (angústia flutuante). Essa desconexão entre a zona conflitada e a parte sadia é chamada de brecha dissociativa e pode ser afastada ou aproximada dependendo da exacerbação ou do abrandamento do conflito e da angústia a ele atrelada.

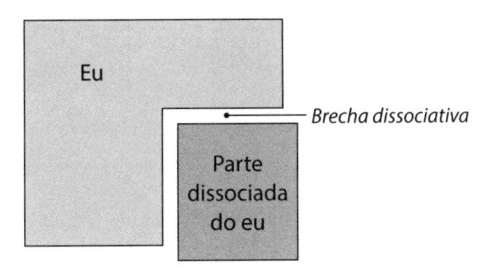

A situação cria um impasse na psicoterapia na medida em que a angústia patológica está presente, mas não se conecta com o conflito, que está na parte dissociada.

A estratégia psicoterápica é trabalhar os conflitos acessíveis para aproximar a parte dissociada da parte sadia até o conflito dissociado ser atingido e desmontado, a fim de que a parte dissociada volte a se integrar.

Para facilitar essa aproximação da zona conflitada, indicamos uma medicação que possa diminuir o estado de angústia e ao mesmo tempo aproximar as partes conflitadas; em outras palavras, uma medicação para *diminuir a brecha dissociativa.*

Os medicamentos indicados são os neurolépticos em dose baixa ou média pela sua função interiorizadora e sedativa. Os antidepressivos são contraindicados pois afastam o núcleo do conflito, o que os torna semelhantes ao mecanismo dissociativo. Eles podem, e devem, ser prescritos somente após a conexão entre as partes até então dissociadas.

Dizemos que os neurolépticos diminuem a brecha dissociativa, ao passo que os antidepressivos a aumentam.

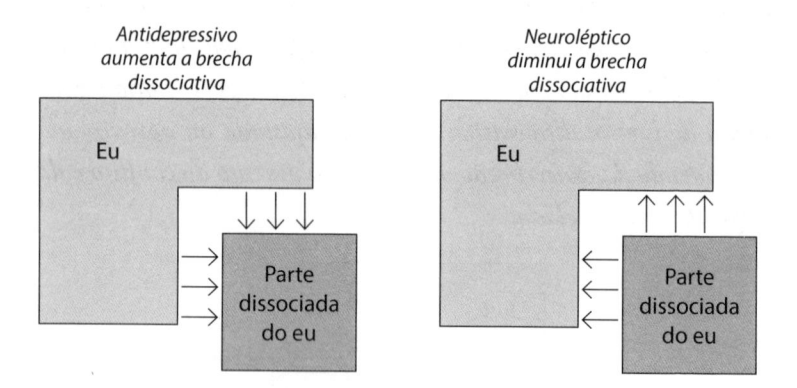

Cisão do esquizoide

A cisão do esquizoide, embora com uma psicodinâmica diferente, tem certa semelhança com o tratamento das defesas dissociativas.

Conforme a análise psicodramática, a patologia esquizoide é ligada às vivências intrauterinas. O feto que recebe uma carga negativa, de hostilidade ou de indiferença da mãe, já nasce com a sensação de não acolhimento e de não pertencer registrada em seu psiquismo. Posteriormente, ele passa por todas as etapas do desenvolvimento da fase cenestésica já com a sensação de não pertencer. Isso faz que o indivíduo com transtorno esquizoide ou possuidor do núcleo esquizoide tenha um mecanismo de cisão dentro de seu eu que na análise psicodramática chamamos de eu observador e eu operativo. (Ver os volumes I e II desta mesma coleção.)

O indivíduo esquizoide ou com um núcleo esquizoide tem grande angústia ligada ao contato, à aceitação e à entrega afetiva em relação aos outros. Para não ser visto ou detectado, ele se mune de mecanismos defensivos e de disfarces na preservação de seu eu. Quando em situação em que ele sente como de risco, o mecanismo de cisão é acionado e o eu operativo se relaciona, ao mesmo tempo que o eu observador se auto-observa. A estratégia psicoterápica é, após trabalhar os conflitos do eu operativo, passar ao trabalho de desmonte da dinâmica esquizoide e, consequentemente, integrar os lados cindidos.

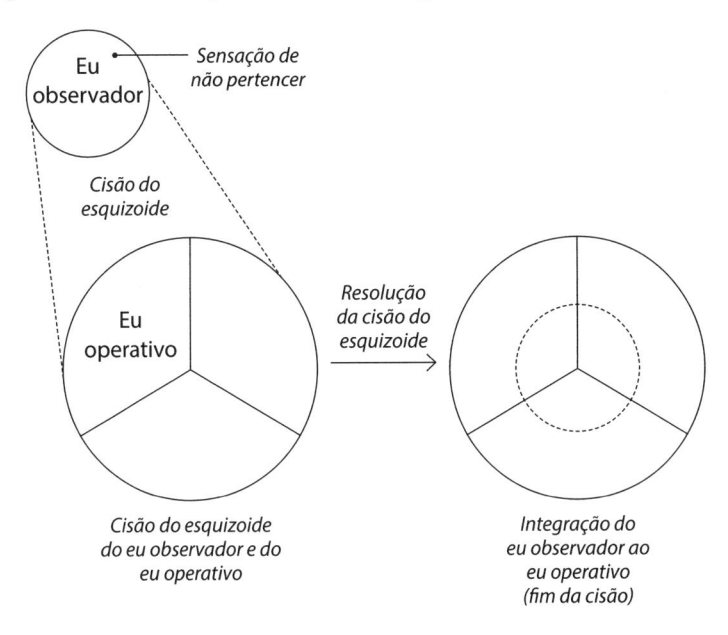

A angústia patológica mobilizada quando se trabalha o núcleo esquizoide é grande e muitas vezes pode até impedir o processo psicoterápico. É uma situação psicoterápica bem diferente da usual porque o cliente esquizoide precisa, depois de entender sua dinâmica, não acreditar em suas sensações de não acolhimento e desobedecer a elas com o apoio de sua parte racional.

São casos em que é indicado entrar com medicação para auxiliar o cliente a controlar o pânico de se sentir vulnerável e exposto ao relacionamento e ao contato com os outros.

As medicações de escolha são os neurolépticos em dose baixa ou média durante essa fase da psicoterapia. Os neurolépticos têm alto poder de controlar a angústia e ao mesmo tempo "centrar a cabeça" e controlar a parte cognitiva. Os antidepressivos são contraindicados, pois, ao afastar o psiquismo da zona de conflito, agem no sentido contrário da estratégia psicoterápica.

Defesas intrapsíquicas

As defesas intrapsíquicas são mecanismos mobilizados independentemente da vontade e do controle consciente do indivíduo para evitar o contato com o material excluído. Dividimos as defesas intrapsíquicas em três tipos, conforme sua utilização:

- Defesas intrapsíquicas neuróticas: impedem o contato com o material excluído da segunda zona de exclusão.
- Defesas intrapsíquicas do esquizoide: impedem ou disfarçam o contato relacional entre o esquizoide e as outras pessoas.
- Defesas intrapsíquicas esquizofrênicas: impedem o contato com o conceito de identidade ambivalente do psicótico (POD).

A estratégia psicoterápica é conscientizar, acessar e posteriormente integrar o material excluído ou evitado no POD do indivíduo.

Durante o processo de psicoterapia essas defesas são frequentemente acionadas, às vezes de maneira branda e outras, de maneira muito intensa. Quando a defesa está mobilizada de forma muito intensa, os procedimentos apenas psicoterápicos (principalmente em trabalho com a técnica do espelho, que retira) são mais demorados e até mesmo infrutíferos. O auxílio medicamentoso para casos assim pode ser muito benéfico. As indicações medicamentosas são as seguintes:

Defesas intrapsíquicas neuróticas do modelo de ingeridor. São as defesas conversivas, histéricas, fóbicas, contrafóbicas e psicopáticas. As defesas ligadas ao modelo de ingeridor têm baixo poder de conter a angústia e favorecem muito as atuações e manipulações histéricas, fóbicas e contrafóbicas e as psicopáticas.

Quando a mobilização da defesa é branda, indicamos o uso de tranquilizantes e quando é mais intensa, favorecendo as atuações e as manipulações, indicamos neurolépticos em dose baixa. Os antidepressivos devem ser evitados porque favorecem as atuações.

Defesas intrapsíquicas neuróticas do modelo de defecador. São as defesas de atuação e as de ideias depressivas. As defesas ligadas ao modelo de defecador são mais estruturadas e com uma boa capacidade de contenção da angústia. Para as defesas de atuação, a indicação principal é a de neurolépticos em dose baixa, por seu maior poder de contenção. No caso das defesas de ideia depressiva, a indicação principal são os antidepressivos, por seu poder de exteriorização – sair do debate mental e expressar e comunicar seus conteúdos internos.

Defesas intrapsíquicas neuróticas do modelo de urinador. São as defesas de ideias obsessivas e de rituais compulsivos. As defesas ligadas ao modelo de urinador são robustas, muito estruturadas e com alto poder de contenção da angústia. Mobilizam fortemente a parte mental (pensamentos), tanto a de ideias obsessivas quanto as de rituais compulsivos. A indicação principal de medicação são os antidepressivos associados a um neuroléptico (dose baixa). Os antidepressivos auxiliam a sair do mental para a ação e os neurolépticos ajudam a "centrar a cabeça" e diminuir a aceleração e a prevalência dos pensamentos repetitivos.

Defesas intrapsíquicas do esquizoide. Embora o esquizoide utilize as defesas neuróticas em seu eu operativo, ele se utiliza das defesas esquizoides para se defender do contato relacional com as pessoas em geral. As defesas esquizoides de *robotização, petrificação* ou *coisificação* e de *esquema de personagens* são verdadeiros truques mentais que o esquizoide utiliza para conseguir se relacionar com os outros sem mostrar seu verdadeiro eu. São, portanto, defesas da esfera de influência do eu observador mobilizadas quando o nível de angústia é muito alto, com uma sensação forte de ameaça de destruição ou de completo isolamento no mundo. A principal indicação é de neurolépticos em dose baixa ou média. Os antidepressivos devem ser evitados, e se, eventualmente, forem necessários, somente em doses baixas.

Defesa de robotização. É uma defesa semelhante às neuróticas do modelo de urinador (ideias obsessivas e rituais compulsivos) e consiste em um comando mental do eu observador dos movimentos, atitudes e posturas do eu operativo nas relações com as outras pessoas. A medicação mais indicada são os neurolépticos em dose baixa ou média tanto para a sedação da angústia como para diminuir o controle mental do eu observador.

Defesas de petrificação ou coisificação. É uma defesa semelhante à defesa fóbica do modelo do ingeridor e consiste também num truque mental utilizado pelo eu observador para "transformar" em pedra, coisa, plástico, pano, máquina etc. as pessoas com quem o esquizoide está se relacionando. A indicação são também os neurolépticos em dose baixa ou média tanto para a sedação da angústia como para a diminuição do controle mental do eu observador.

Defesa de esquema de personagens. É uma defesa semelhante à defesa histérica do modelo do ingeridor e consiste também num truque mental utilizado pelo eu observador, no qual o esquizoide se imagina ou assume o papel de algum personagem real ou imaginário para conseguir se relacionar com as outras pessoas sem mostrar seu verdadeiro eu. Novamente os neurolépticos são indicados, em dose baixa ou média, tanto para a sedação da angústia como para a diminuição do controle mental do eu observador.

Defesas intrapsíquicas da esquizofrenia. São defesas muito semelhantes às defesas intrapsíquicas neuróticas, com a diferença que as neuróticas impedem o contato com o material excluído da segunda zona, ao passo que as defesas psicóticas (esquizofrênicas) impedem o contato com o conceito de identidade ambivalente que acaba por ocupar grande parte do POD do indivíduo. Por isso dizemos que a defesa psicótica evita o contato com o conceito de eu do indivíduo. São elas: *catatônica, hebefrênica* e *paranoide*. A estratégia psicoterápica no tratamento do esquizofrênico é atingir o conceito de identidade ambivalente e, tendo como referenciais saudáveis suas sensações, separar o conteúdo ambivalente adquirido do conteúdo do verdadeiro eu. Para tanto, é preciso desmobilizar as defesas psicóticas que evitam o contato com o conceito de identidade e com toda a angústia patológica aí localizada.

A defesa catatônica é semelhante à defesa fóbica e desliga os sentimentos e o contato com o próprio corpo dos aspectos cognitivos que permanecem preservados sem, no entanto, serem expressados durante a mobilização da defesa. Ela impede o contato com todo o conceito de identidade ambivalente.

A defesa hebefrênica tem certa semelhança com a defesa de ideia obsessiva e faz o indivíduo *falar sem pensar* e *pensar sem refletir*. É muitas vezes confundida com um rebaixamento mental (idiotia), mas sua verdadeira função é impedir o contato com os conteúdos ambivalentes do conceito de identidade desse indivíduo.

Por fim, a defesa paranoide é semelhante à defesa de ideia depressiva e é um debate sem fim e uma interpretação explicativa sobre o comportamento e as intenções das outras pessoas. Com isso, todo psiquismo fica dirigido para o outro e o contato com os conteúdos ambivalentes do conceito de identidade são evitados. É uma defesa também utilizada pelos neuróticos e algumas vezes pelos esquizoides.

A medicação indicada para desmobilizar as defesas psicóticas são os neurolépticos, em doses médias ou altas, por seu forte poder de sedação e suas características interiorizadoras do psiquismo. Os antidepressivos são muitas vezes contraindicados por favorecerem as atuações e pela função exteriorizadora do psiquismo.

PARTE 2

Análise psicodramática – Psicodinâmica

8. Funcionamento da análise psicodramática

Antes de falar do funcionamento da análise psicodramática, vamos relembrar um pouco da história e da trajetória do psicodrama, que foi uma de suas principais influências.

O psicodrama moreniano, tal como foi idealizado por seu criador, Jacob Levy Moreno, é uma escola psicoterápica com técnicas advindas do teatro e uma postura proveniente de diversas influências fenomenológicas. É uma psicoterapia feita principalmente em grupos (grandes ou pequenos), de curta duração, com alto grau de aquecimento (dado pela ressonância afetiva) e que abrange basicamente o universo relacional. A psicopatologia elaborada por Moreno é a matriz de identidade e o desenvolvimento de papéis. Os instrumentos principais eram os atos terapêuticos encenados no contexto psicodramático (como se), com um diretor e diversos egos-auxiliares.

Com essa finalidade original, o psicodrama moreniano não precisava de uma psicopatologia estruturada nem um detalhamento das defesas intrapsíquicas, tampouco uma teoria de dinâmica de grupo.

Quando o psicodrama moreniano migrou para a Argentina, cuja comunidade psiquiátrica e psicoterápica tinham como influências básicas a psicanálise e as escolas de orientação psicanalítica, ele começou a ser utilizado não mais só como ato terapêutico, mas também como instrumento de psicoterapia processual, para a qual ele não tinha sido criado nem estava teoricamente preparado.

O PSICODRAMA MORENIANO COMO PSICOTERAPIA PROCESSUAL

Com citado anteriormente, o psicodrama moreniano não estava adaptado para um processo de psicoterapia processual, que é um processo de longa duração, com menor grau de aquecimento e que necessita de um arcabouço teórico e uma psicopatologia mais estruturada. Nessa nova função, o psicodrama moreniano apresentava uma série de deficiências:

1. Não tinha uma psicopatologia mais estruturada e abrangente para o aprofundamento dos grandes quadros neuróticos e psicóticos.
2. Não tinha uma teoria que explicasse os mecanismos defensivos do psiquismo e muito menos os procedimentos para o desmonte dessas defesas, quando instaladas.
3. Não tinha os procedimentos de dinâmica de grupo para os grupos de psicoterapia processual. Grupos médios e de longa duração necessitam tanto de dinâmica de grupo como da conceituação dos mecanismos de defesas grupais.

4. Não tinha previsto os mecanismos de aquecimento para as psicoterapias individuais e bipessoais para que o *setting* ficasse autoaquecido e não apenas dependente do aquecimento dos conflitos externos.

5. Não tinha os procedimentos necessários para a abordagem dos conflitos em sua origem intrapsíquica.

Dessa maneira, o psicodrama como psicoterapia processual começou a apresentar uma série de dificuldades, mas que não ocorreram na esfera da educação nem na esfera empresarial. O resultado disso foi um grande desenvolvimento do psicodrama como técnica educativa nas escolas e de seleção e treinamento nas empresas e instituições.

Houve inúmeras tentativas para solucionar as deficiências do psicodrama moreniano para ser adaptado em uma psicoterapia processual.

Da psicanálise e principalmente da psicoterapia psicodinâmica foram assimilados os procedimentos ligados ao contrato da psicoterapia, o número e a frequência das sessões (semanais) e as formas de pagamento.

Jaime Guilhermo Rojas-Bermúdez, psicodramatista argentino e responsável pela introdução do psicodrama no Brasil, criou a teoria do núcleo do eu, uma psicopatologia baseada em modelos psicológicos (ingeridor, defecador e urinador) e áreas psíquicas (mente, corpo e ambiente) e também uma estruturação inicial de mecanismos defensivos do eu, embora não tenha desenvolvido as técnicas necessárias para o desmonte eficiente dessas defesas.

Quando o psicodrama chegou ao Brasil, trazido por Bermúdez na década de 1970, já trouxe essas inovações tanto na forma de psicoterapia processual, com número e frequência de sessões semanais, vários itens do contrato de terapia e com o embasamento na psicopatologia do núcleo do eu, quanto na psicopatologia moreniana da matriz de identidade.

O psicodrama brasileiro foi difundido em forma de psicoterapia processual, tanto em grupo como individual, com uma unidade funcional composta sempre de um diretor e de um ou mais egos-auxiliares. No psicodrama de grupo a parte da dinâmica foi assimilada da psicoterapia de grupo psicodinâmica e de outras técnicas desenvolvidas pela criatividade dos terapeutas.

O psicodrama pedagógico, tanto na educação como no treinamento e seleção das empresas e instituições, teve e continua tendo grande aceitação e desenvolvimento.

O psicodrama terapêutico de grupo continuou a apresentar grande dificuldade por falta de uma psicopatologia adequada da evolução dos grupos e de um manejo tanto na identificação das defesas grupais como no de sua desmobilização.

O psicodrama individual apresentou dificuldade pela carência de uma psicopatologia mais abrangente, na conceituação e no manejo dos mecanismos defensivos e no aquecimento do *setting* individual.

Nessa etapa, os psicodramatistas brasileiros, para sanar essas dificuldades, começaram a adaptar técnicas e conceitos de outras escolas, principalmente da psicanálise (Freud, Klein e seguidores), etologia, psicoterapia analítica (Jung), abordagem corporal (Reich), bioenergética (Lowen) etc. Alguns abandonaram o psicodrama e foram para outras escolas. Nesta época, comecei a desenvolver os conceitos iniciais da análise psicodramática, principalmente baseado em minha experiência clínica.

Ainda neste período, Dalmiro Bustos, outro psicodramatista argentino, foi convidado a vir para o Brasil e contribuiu bastante com o aprofundamento do psicodrama terapêutico.

Sua contribuição mais importante foi o método das cenas verticais, que possibilitaram uma abordagem intrapsíquica do cliente e não apenas relacional, como até então. Trouxe também toda a metodologia do psicodrama bipessoal, com uma nova interação entre cliente e terapeuta, sem a presença do ego-auxiliar e com o abandono do tablado – embora não do conceito moreniano do "como se".

Mesmo com as contribuições de Bermúdez e de Bustos, o psicodrama ainda apresentava duas grandes deficiências.

A primeira era em relação à existência de uma psicopatologia própria para a terapia processual e, principalmente, à carência em relação à teorização, ao reconhecimento e ao tratamento das defesas mobilizadas pelo psiquismo durante o processo. A deficiência no conceito das defesas dificultou o aprofundamento tanto do psicodrama bipessoal como do psicodrama de grupo (defesas grupais).

A segunda deficiência estava relacionada ao aquecimento do *setting* terapêutico no psicodrama bipessoal. Como já dito, o psicodrama moreniano contava com o aquecimento dos grupos e no bipessoal ele passou a funcionar com o aquecimento do conflito externo trazido pelo cliente. Dessa forma, o aquecimento diminuía muito à medida que o conflito ia sendo solucionado. Não tínhamos um *setting* autoaquecido como a psicanálise, a bioenergética e outras escolas.

Essas duas deficiências foram o grande desafio que enfrentamos na criação da análise psicodramática como uma escola de psicoterapia, derivada do psicodrama, mas totalmente preparada para uma psicoterapia processual de longa duração.

Hoje podemos dizer que a análise psicodramática tem uma psicopatologia e psicodinâmica próprias, uma extensa caracterização dos mecanismos defensivos do psiquismo e um setting *psicoterapêutico autoaquecido.*

O FUNCIONAMENTO DA ANÁLISE PSICODRAMÁTICA

A análise psicodramática, embora possa ser utilizada em psicoterapia para pequenos grupos, casais e famílias, é muito mais indicada para uma psicoterapia individual e tem recursos psicopatológicos e psicodinâmicos para tratar desde fenômenos pontuais até processos de longa duração e grande profundidade intrapsíquica.

As principais deficiências do psicodrama moreniano para sua adaptação em psicoterapia processual foram resolvidas pela análise psicodramática da seguinte forma:

1. Desenvolvemos a teoria da programação cenestésica para explicar o desenvolvimento psicológico do indivíduo. Está dividida em duas fases:

▶ Fase cenestésica do desenvolvimento psicológico, que vai desde o estágio fetal (intrauterino) até mais ou menos os 2 anos e meio, quando são desenvolvidos os modelos psicológicos e as áreas do psiquismo.

▶ Fase psicológica do desenvolvimento, que vai desde o advento do ego (mais ou menos 3 anos de idade) até o final da adolescência (mais ou menos 18 anos) e continua pela vida toda. É quando se estrutura o conceito de identidade.

A psicopatologia é dividida em:

▶ Patologia estrutural, que constitui os bloqueios no desenvolvimento do psiquismo, principalmente durante a fase cenestésica do desenvolvimento.

▶ Patologia psicológica, que é a forma manifesta das patologias e registrada no conceito de identidade, durante a fase psicológica do desenvolvimento.

2. Foram desenvolvidos e estruturados os mecanismos defensivos do psiquismo e organizados em seis tipos de defesas:

▶ Defesas intrapsíquicas neuróticas, esquizoides e psicóticas.
▶ Defesas de evitação: deliberada, intuitiva, racionalização e emoção reativa.
▶ Distúrbios funcionais.
▶ Defesas dissociativas.
▶ Defesas projetivas.
▶ Defesas de somatização.

Foram desenvolvidas as metodologias necessárias para o reconhecimento e o respectivo desmonte dessas defesas durante o processo psicoterápico.

3. Conseguimos desenvolver um *setting* psicoterápico autoaquecido e, portanto, independente do aquecimento promovido pelas crises do mundo externo. Dessa forma, trabalhamos o núcleo do conflito e os núcleos alimentadores do conflito (material manifesto) na esfera de aquecimento dado pela crise do mundo externo. Ademais, mobilizamos o material latente (núcleos indiretamente ligados ao conflito) com o auxilio do método de decodificação dos sonhos, também desenvolvido pela análise psicodramática.

O *setting* psicoterápico autoaquecido é de fundamental importância nas psicoterapias profundas e de longa duração, pois não depende mais de crises externas para seu funcionamento. É o que a psicanálise consegue com o mecanismo de transferência, o que as psicoterapias de abordagem corporal, como a bioenergética, conseguem com a leitura e a abordagem corporal e o que a psicoterapia analítica junguiana consegue com a interpretação dos sonhos.

4. Adaptamos algumas técnicas do psicodrama moreniano e criamos outras, voltadas principalmente para o *setting* bipessoal. São elas: o espelho que retira, o espelho com questionamento, o espelho que aponta, o espelho desdobrado, o espelho que reflete, as cenas de descarga, as cenas de descarga do material latente, as cenas de descarga com o duplo e também com o questionamento.

Todos esses temas estão descritos nos cinco volumes desta coleção e em outros livros que publiquei.

Desenvolvemos também uma explicação para o mecanismo de reparação do comportamento do indivíduo resultante do resgate e da inclusão do material excluído tanto da primeira como da segunda zonas de exclusão, que vamos descrever em seguida, no Capítulo 9.

9. O mecanismo de reparação na análise psicodramática e os algoritmos biológicos

Uma das questões mais comuns dos clientes durante a psicoterapia é a referente ao funcionamento de cura do processo. Para os clientes, o processo de cura é um permanente mistério que eles esperam, com certa razão, que nós, terapeutas, tenhamos as respostas devidas. Por isso decidi escrever este capítulo, sobre como entendemos, na análise psicodramática, a função curativa dos inúmeros conflitos encontrados no mundo interno do cliente durante esse processo.

O que o cliente da psicoterapia quer é, em última análise, resolver os conflitos que geram angústia, seja ela circunstancial, existencial ou patológica. Podemos falar em cura de conflitos, na medida em que eliminamos a angústia, qualquer que seja ela. Esse procedimento é diferente para cada tipo de angústia.

Processo de cura nas angústias circunstanciais

A angústia circunstancial é proporcional à agressão que o mundo externo promove em relação ao indivíduo. São tantas as situações geradoras de angústia circunstancial que aparecem em um processo psicoterápico que é praticamente impossível elaborar uma sistematização a esse respeito. Contudo, no volume V desta coleção, publiquei uma sistemática que abrange grande parte das principais angústias circunstanciais e suas formas de tratamento. Outras são imprevisíveis, mas o critério utilizado nos procedimentos é sempre o mesmo: *identificar o fato gerador da angústia circunstancial e mobilizar a parte sadia do cliente e todos os recursos que ele puder acessar para fazer frente e neutralizar a agressão.*

Para esse trabalho, o terapeuta não necessita acessar o mundo intrapsíquico do cliente, visto que é uma angústia de mundo externo e ele pode identificar, clarear, aconselhar, instruir, mobilizar recursos externos e sua experiência para auxiliá-lo.

Processo de cura das angústias existenciais

A angústia existencial é uma angústia do mundo externo que é diretamente mobilizada pelas mudanças bruscas ou mesmo quebras no plano diretor da vida, chamado de projeto de vida, do cliente.

Ela é comum na passagem da adolescência para a idade adulta, quando o indivíduo assume para si a responsabilidade de dar rumo à sua vida, que até então estava nas mãos dos pais ou responsáveis, e na passagem da vida adulta para a velhice, quando o projeto de vida tem de ser obrigatoriamente modificado e adaptado à nova condição de vida do idoso.

Ela também pode ser mobilizada por qualquer alteração significativa do projeto de vida do indivíduo. As situações em que isso ocorre são inúmeras e de difícil sistematização, tais como: separação conjugal, falência, perda de emprego, mudança de país, mudança de *status* social e econômico, morte de pessoas significativas, enfim, situações que obrigam o indivíduo a modificar, de maneira mais ou menos intensa, seu projeto de vida.

A desmobilização da angústia existencial é alcançada com base na reorganização do projeto de vida do cliente, tendo como alicerce as necessidades e os valores básicos desse indivíduo.

Como se trata de uma angústia de mundo externo, não é necessário o terapeuta penetrar na esfera intrapsíquica do cliente, e ele pode adotar os recursos já explicitados na terapia das angústias circunstanciais.

Processo de cura das angústias patológicas

A angústia patológica origina-se de conflitos no mundo interno do indivíduo e é desproporcional às agressões sofridas pelas situações do mundo externo.

Lembremos que no mundo interno do cliente não existe cronologia como no mundo externo, portanto conflitos causados em épocas passadas ou até mesmo remotas (intraútero, fase de bebê, infância, adolescência) podem estar *vivos e presentes no mundo adulto*.

Esta é a parte que constitui mais mistério e estranheza para os clientes: como mudar algo que ocorreu no passado? Se eu já sei, por que não mudo isso? Por que continuo sentindo essas coisas em relação aos meus pais se eles até já morreram? Como o sonho pode modificar alguma coisa da minha vida se é apenas um sonho? E inúmeras outras perguntas.

Na teoria da programação cenestésica, a programação do enorme computador biológico que é o cérebro humano é feita em duas grandes fases: a fase cenestésica (da influência intrauterina até mais ou menos 3 anos de idade) e a fase psicológica (desde os 3 anos até o final da adolescência e posteriormente pelo resto da vida).

Todos os eventos registrados nessa programação têm um caráter iterativo, isto é, cada evento influencia o evento seguinte e assim por diante, de modo que a sequência de eventos registrada nas cadeias neurais sofre influência sequenciada dos eventos precedentes com os eventos subsequentes.

Dessa forma, vamos encontrar cadeias associativas interativas de inúmeros eventos (experiências vivenciadas) cujos resultados finais são o comportamento e a personalidade do indivíduo.

Para efeito didático, costumo comparar as experiências vividas a atas de uma reunião. Cada reunião (experiências vivenciais) produz uma ata (registro das vivências) que é mantida em um arquivo sequencial (redes neurais iterativas). Se porventura entrarmos nesse arquivo e modificarmos o registro de determinada ata, a modificação vai interferir nos registros das atas subsequentes, num movimento iterativo, produzindo alterações até o produto final (personalidade do indivíduo).

Um conflito intrapsíquico gerador de angústia patológica pode ter sido estruturado há muito tempo e estar produzindo efeitos no comportamento e na personalidade do indivíduo até o momento presente, já que não existe tempo cronológico no mundo interno.

Em nosso exemplo hipotético a reunião ocorreu há vinte anos. Ela deixou uma ata (registro) que está ativa até hoje, influenciando todas as atas (registros) subsequentes.

Ao abordarmos os conflitos intrapsíquicos no processo psicoterápico, vamos, juntamente com o cliente, identificar, reviver e integrar esses conflitos no conceito de identidade (conflitos de segunda zona) ou na identidade (conflitos de primeira zona), eliminando a angústia patológica decorrente deles.

Utilizando nosso exemplo, vamos identificar as atas em que estão registradas as vivências conflitadas e modificar (dar uma nova versão e entendimento dessas vivências) esses registros.

A psicoterapia não tem o poder de modificar as vivências do passado, mas pode modificar os registros internos que ficaram dessas vivências. Chamamos esse fenômeno de *reparação*.

Em outras palavras, a psicoterapia não vai modificar a reunião que aconteceu no passado, mas sim o registro que ficou na ata da reunião. Ao modificarmos os registros de uma ata de reunião do passado, vamos produzir (pelo fenômeno de registros iterativos) modificações em todas as atas subsequentes.

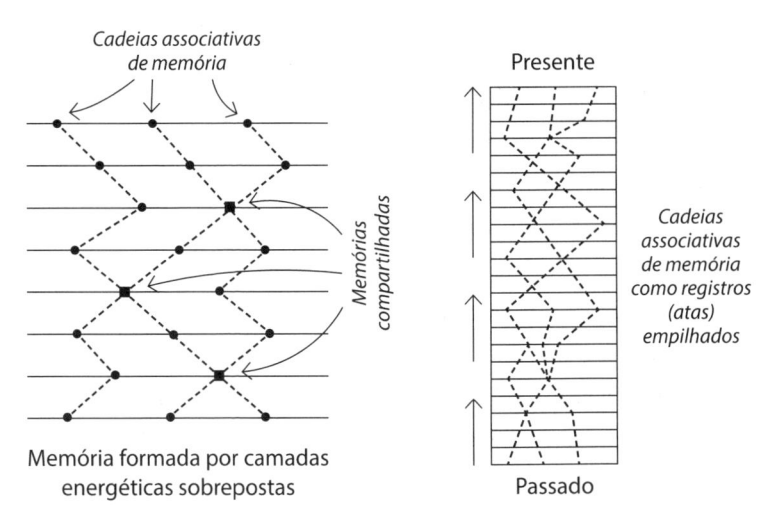

Cadeias associativas de memória

Presente

Memórias compartilhadas

Cadeias associativas de memória como registros (atas) empilhados

Memória formada por camadas energéticas sobrepostas

Passado

Na psicoterapia, ao modificarmos pela revivência ou pela reparação nos sonhos registros vivenciados no passado, vamos produzir uma ressignificação dessas vivências com a consequente modificação do comportamento e da personalidade do indivíduo.

Podemos dizer que o processo de cura da angústia patológica é a modificação e consequente ressignificação de registro de vivências que, pelo fenômeno interativo, vão produzir mudanças no comportamento e na personalidade do indivíduo. O mais trabalhoso e complicado durante a psicoterapia é o processo de acessar, com toda a carga emocional correspondente, o verdadeiro material que está conflitado. A ressignificação é apenas consequência do processo de acessar e ter conhecimento do evento, mesmo que seja no plano simbólico (reparação no sonho).

A RELAÇÃO ENTRE AS CADEIAS ASSOCIATIVAS DE MEMÓRIA E O MECANISMO DE REPARAÇÃO E RESSIGNIFICAÇÃO

De acordo com os avanços mais recentes na área da neurociência, não existem áreas referentes a cada memória registrada. As memórias estão registradas em camadas energéticas sobrepostas, formando cadeias associativas de memórias. Os eventos (vivências, pensamentos, percepções, sensações, intenções e acontecimentos) estão registrados em cadeias neurais (cadeia neural somática, psicossomática e psicológica) e podem ser acionados tanto pela memória cognitiva como pelas memórias corporais (sensações).

O processo de lembrança, ou seja, lembrar, relembrar ou reviver o passado, pode ser feito tanto pela parte cognitiva como pela parte sensorial. Verificamos que uma palavra, uma frase, um sentimento, uma cena ou mesmo uma simples sensação já é suficiente para iniciar um processo de lembranças associativas que abarcam várias situações de inúmeras épocas que guardam algum tipo de relação, tanto que são acionadas de forma sequenciada pelo psiquismo.

Chamamos esse processo de cadeia associativa de memórias, cujos registros abarcam tanto memórias cognitivas como memórias corporais.

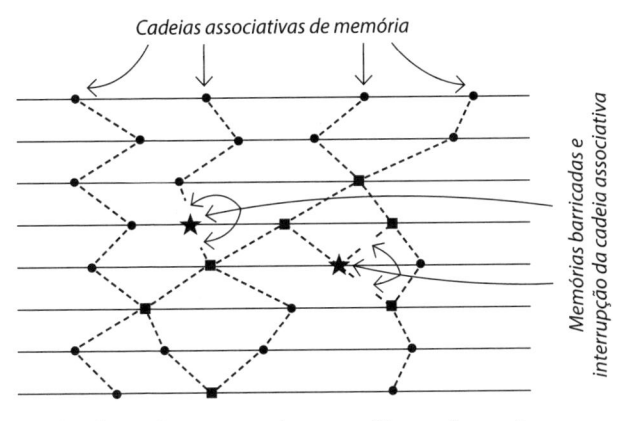

Cadeias associativas de memória

Memória formada por camadas energéticas sobrepostas

As memórias barricadas interrompem a sequência da cadeia associativa

Quando adentramos em uma cadeia associativa de memória, frequentemente encontramos memórias que são comuns a várias cadeias associativas. Elas podem nos levar para determinada sequência ou para outra ou mesmo para muitas outras. *Chamamos esse tipo de memória de memória compartilhada.* A existência de memórias compartilhadas mostra um indício bastante evidente: que as cadeias associativas apresentam grande interação sequencial entre elas.

Muitos eventos (principalmente os que foram captados apenas por sensações) captados pelo psiquismo em alguma época foram reprimidos ou recalcados por motivos diversos ou foram esquecidos ou simplesmente suprimidos para uma das zonas de exclusão.

Seu registro de memória ficou comprometido na cadeia associativa de memória. Na neurociência utiliza-se o termo *memória barricada* para este tipo de memória que se tornou inacessível para ser lembrada.

Durante a psicoterapia frequentemente encontramos eventos que foram ou parecem ter sido apagados das lembranças e são posteriormente revividos ou relembrados. Esses eventos estão registrados, mas não eram acessíveis à cadeia associativa de memórias; muitas vezes, estavam em forma de *memórias similares, memórias equivalentes* ou mesmo *símbolos*.

Para evitar que a cadeia associativa de memória seja totalmente interrompida, o psiquismo lança mão do que na análise psicodramática chamamos de *princípio de associação e equivalência de memórias.*

Esse princípio proporciona que memórias similares, memórias equivalentes ou mesmo determinados símbolos tenham *a mesma carga emocional que a memória que foi barricada, esquecida ou excluída.*

Essa carga emocional proibida pode ser de angústia, nojo, tesão, medo, terror, repulsa, submissão, sadismo, perda, luto, saudade, remorso etc. O que nos informa, na psicoterapia, que a carga emocional em questão não é do evento correspondente é a desproporção entre o evento e a carga de angústia sentida pelo indivíduo.

A carga emocional e a angústia patológica ligadas às memórias similares, às memórias equivalentes e aos símbolos são desproporcionais, embora sejam proporcionais às memórias barricadas, tal qual foram sentidas na época em que foram bloqueadas.

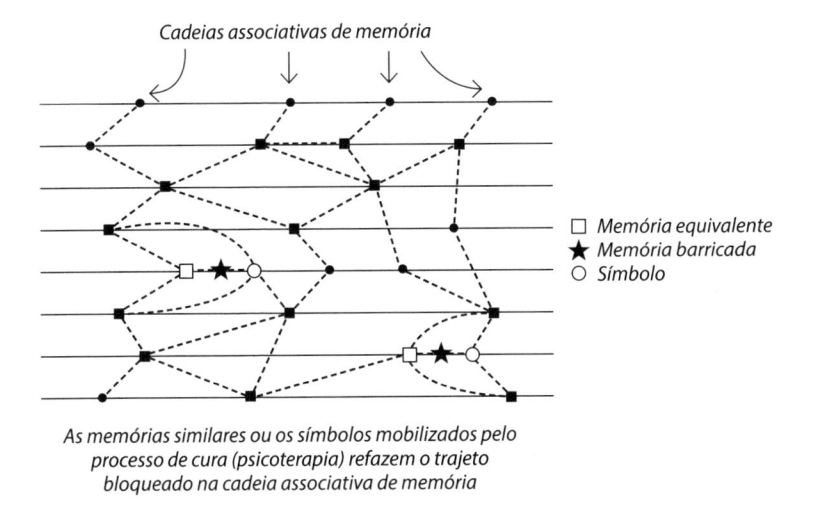

Cadeias associativas de memória

□ Memória equivalente
★ Memória barricada
○ Símbolo

As memórias similares ou os símbolos mobilizados pelo
processo de cura (psicoterapia) refazem o trajeto
bloqueado na cadeia associativa de memória

Temos dois tipos de reparação:

1. REPARAÇÃO DE MATERIAL PSICOLÓGICO

O material psicológico é constituído pelas vivências que fazem parte do conceito de identidade do indivíduo e seus conflitos surgem na fase psicológica do desenvolvimento psíquico (de 3 anos em diante), estando suprimidos na segunda zona de exclusão. São abordados na psicoterapia na fase das divisões internas e também podem ser retratados pela decodificação dos sonhos.

As reparações desse material são muito frequentes na psicoterapia e não causam impacto imediato no comportamento do indivíduo. São modificações no conceito de identidade que vão reformulando os conceitos, os valores, a autocontinência, o modo de pensar, sentir, perceber e de agir e reagir às situações. Tanto as reparações conscientizadas feitas no plano psicológico quanto as feitas pelas reparações nos sonhos são incorporadas gradativamente no conceito de identidade, mudando o comportamento geral do indivíduo.

Essas reparações acontecem principalmente nas áreas: mente, corpo e ambiente.

2. Reparação do material cenestésico

O material cenestésico constitui-se de sensações que ocorreram desde a fase intrauterina até mais ou menos os 3 anos de idade e está diretamente ligado à presença de climas afetivos inibidores que ocorreram durante a fase cenestésica, fazem parte da programação do psiquismo e estão suprimidos na primeira zona de exclusão. A reparação desse material causa um impacto mais intenso (catarse de integração) no psiquismo, pois atua na reparação dos próprios modelos: ingeridor, defecador e urinador. Na análise psicodramática essas reparações são obtidas, na maioria das vezes, pela decodificação dos sonhos.

Algoritmos biológicos e o comportamento de livre arbítrio

Utilizando uma terminologia moderna, muito a gosto dos neurocientistas e cientistas da computação, as cadeias associativas de memória podem ser comparadas com verdadeiros *algoritmos biológicos*.

Um algoritmo pode ser entendido como uma sequência predeterminada de passos que define e controla a realização ou não realização de determinado evento.

Dessa forma, as cadeias associativas de memória que são formadas pelos registros iterativos de uma quantidade enorme de eventos ocorridos durante a vida do indivíduo interferem e moldam seu comportamento diretamente. Podem, assim, ser consideradas verdadeiros algoritmos biológicos que determinam a ocorrência tanto das vontades como dos comportamentos de um indivíduo.

A questão do livre-arbítrio, que tanto instiga os filósofos, teólogos, sociólogos e, atualmente, os neurocientistas, pode ser vista no conceito dos algoritmos biológicos.

Podemos entender que as vontades e os comportamentos do indivíduo são resultados de suas cadeias associativas de memória (algoritmos biológicos) e, portanto, predeterminadas. Nesse sentido, entendemos que não existe um livre-arbítrio.

Uma vez desencadeada a vontade ou a tendência a determinado comportamento, o indivíduo pode permitir que essa vontade ou esse comportamento seja exteriorizado ou pode impedir, em diferentes graus, que ele seja exteriorizado ou até mesmo inibir qualquer tipo de exteriorização. Nesse aspecto podemos falar em livre-arbítrio.

Dessa maneira, podemos dizer que o surgimento da vontade ou do comportamento não é regido pelo livre-arbítrio, mas pelos algoritmos biológicos do indivíduo e que a sua exteriorização ou inibição é totalmente regida pelo livre-arbítrio.

No conceito de que as cadeias interativas de memória são equivalentes a algoritmos biológicos, podemos dizer que o *mecanismo de reparação psicológica nada mais é que a modificação dos algoritmos biológicos.*

10. Psicoterapia e medicação com idosos

Com o aumento da expectativa de vida, a população de idosos cresceu significativamente nos últimos tempos e a tendência é aumentar ainda mais. Diante disso, a psicoterapia de idosos passou a ter importância maior e para tanto resolvemos sistematizar alguns procedimentos na análise psicodramática. Na psicoterapia com idosos – e estou considerando como idosos pessoas com mais de 75 anos –, encontramos situações que mobilizam a angústia patológica, a angústia circunstancial e a angústia existencial para as quais o terapeuta vai utilizar uma postura e uma conduta diferentes e condizentes.

ANGÚSTIA PATOLÓGICA

Os conflitos intrapsíquicos geradores de angústia patológica no cliente idoso geralmente surgem como depressão de constatação. Com o aumento do tempo de vida, o indivíduo já flexibilizou seus conceitos morais e modelos adquiridos (figuras de mundo interno) e já teve tempo de meditar e refletir sobre o comportamento dos outros, de si mesmo e do funcionamento real do mundo. Dessa forma não necessitamos, como nos adultos jovens, acessar o mundo interno para identificar os conflitos. Isso já foi feito pela experiência de vida do idoso. O que necessitamos é indicar uma forma de finalizar esses conflitos.

A depressão de constatação é fruto de uma reavaliação não neurótica das situações vividas pelo indivíduo e está carregada de culpas, arrependimentos, vergonha e lamentos ligados às atitudes tomadas, ações praticadas, posições equivocadas, crenças atuadas etc. Tudo isso pode ser resumido em frases como: "Se eu tivesse a visão de hoje jamais teria feito isso"; "Se eu pudesse voltar no tempo faria tudo diferente"; "Se eu tivesse a experiência que tenho hoje minha atitude teria sido muito diferente"; "Se arrependimento matasse eu já estaria morto há muito tempo"; "Como eu pude ser tão idiota naquela época?"; "Que vergonha eu sinto das minhas atitudes" ou "Como eu era babaca" etc.

São situações que atormentam o idoso e que na maioria das vezes não são passíveis de reparação externa, pois aconteceram há muito tempo, os personagens envolvidos já morreram, os estragos já ocorreram, as oportunidades já foram perdidas, não existe mais tempo hábil para uma possível correção etc.

Para aliviar essas situações, desenvolvemos, na análise psicodramática, uma técnica chamada de *técnica de fechamento.*

A técnica de fechamento consiste em uma cena de descarga, feita pelo cliente ou pelo terapeuta via técnica de espelho. Nela o idoso se confessa, se desculpa, se arrepende, se retrata, responde, confronta ou se posiciona com os personagens do passado, vivos ou mortos, representados por almofadas. É uma técnica que tem dado bons resultados e causado bastante alívio para o cliente, diminuindo ou mesmo eliminando os pensamentos ou sentimentos incômodos que ficavam atormentando sua cabeça.

ANGÚSTIA EXISTENCIAL

A angústia existencial é mobilizada pela necessidade de reformular o *projeto de vida*. É a fase da vida em que a maioria dos idosos já está aposentada ou já saiu do grupo mais produtivo da sociedade, já criou os filhos e algum tipo de patrimônio e, portanto, tem poucos encargos, já não tem a mesma vitalidade física para determinadas atividades, mas se encontra em forma suficiente para muitas outras. Sendo assim, a referência passa a ser de usufruir a vida e não se preocupar tanto com os encargos.

Embora isso possa ser bastante previsível, a maioria das pessoas *não formula um plano B para sua vida e não se prepara psicologicamente, e às vezes nem materialmente, para a velhice.*

Isso faz a pessoa entrar nessa fase da vida sem preparo adequado e sem um projeto de vida alternativo. Costumo dizer que os idosos "têm futuro, mas não têm um projeto de futuro". Eles se sentem perdidos, sem chão, sem rumo e sem objetivo. A consequência disso é uma postura de ócio, apatia, desencanto, desmotivação, isolamento, saudosismo ou lamento pela atual situação. Essa postura pode levar a uma depressão melancólica, a vícios (bebida, jogo etc.) ou mesmo a um afastamento das pessoas e dos familiares, pois ele se torna queixoso, chato e até mesmo agressivo.

Lembremos que a angústia existencial é mobilizada sempre que o indivíduo perde contato com seu plano diretor de vida – em outras palavras, seu rumo e seus objetivos.

A postura do terapeuta é trazer essa situação à consciência, explicar a necessidade de um novo plano diretor de vida e ajudar o idoso a reavivar vontades, desejos ou interesses que não foram realizados e que podem, nesse momento da vida e com as condições atuais, tornar-se um novo projeto de vida. Podem ser projetos como aprender uma nova língua, tocar um instrumento, estudar alguma matéria, pintar, fazer escultura, viajar, costurar e outras inúmeras atividades compatíveis com a vida de idoso.

Angústia circunstancial

Podemos dividir as angústias circunstanciais em dois tipos: por frustração das expectativas e por situações reais objetivas.

Frustração das expectativas

Frequentemente as pessoas têm uma série de expectativas a respeito da velhice, da sua velhice e da comunidade das pessoas idosas. Essas expectativas podem ser evidenciadas nas frases do tipo "Não vou ser um velho como os outros"; "Vou aproveitar a aposentadoria e viajar muito"; "Vou deixar a firma com os meus filhos e vou curtir a vida"; "Minha família vai cuidar de mim e das minhas coisas" etc.

Mas, muitas vezes, essas expectativas, por ser muito fantasiosas ou por conta de algum tipo de intercorrência inesperada – uma doença mais ou menos incapacitante, algum desentendimento familiar ou por qualquer outro motivo –, acabam frustradas. Cabe ao terapeuta ajudar a superar a frustração e a desilusão e auxiliar, mobilizando a parte sadia do cliente, a reformular essas expectativas.

Situações reais objetivas

As situações reais objetivas se apresentam quando o idoso começa a não conseguir cuidar de si mesmo – seja por doença, por algum tipo de traumatismo ou pela idade – e começa a necessitar de ajuda de terceiros.

São situações em que o idoso, na maioria das vezes, se torna um encargo e até mesmo um estorvo para a família. É uma situação de grande dificuldade e implica muitas variáveis, desde financeiras e logísticas a afetivas. O idoso se sente humilhado por ser um estorvo e um peso e a família se sente culpada por sentir e muitas vezes demonstrar isso.

As soluções mais comuns são deixar o idoso aos cuidados de algum tipo de cuidador, seja uma empregada ou mesmo cuidadores profissionais, ou então fazer algum tipo de rodízio familiar para cuidar dele. São situações precárias, muitas vezes dispendiosas, dependendo do tipo de cuidado, e focos geradores de brigas e desavenças familiares. Nessas situações, o idoso ou é malcuidado ou se sente um estorvo, ou é desacatado ou humilhado pela família, ou vive em grande solidão. Nos dias de hoje, dificilmente uma família tem tempo para conviver com um idoso nessas condições. E, se for forçada a isso, vai ser movida a má vontade e culpa. Consideramos que a solidão é um dos problemas psicológicos mais danosos nessa fase da vida para a pessoa idosa. Ela tem poucos ou até mesmo nenhum interlocutor para conversar. Suas conversas são chatas e de pouco interesse para os mais jovens, salvo raras exceções.

Uma das melhores soluções são os residenciais para idosos ou casas de repouso. Geralmente o preconceito é muito grande em relação a esses estabelecimentos, tanto pelo idoso como pela família. A imagem dos antigos asilos é muito forte na memória de todos.

Hoje em dia contamos com residenciais para idosos e casas de repouso com uma gama enorme de opções, desde instituições que são verdadeiros hotéis, com atendimento personalizado e assistência medica e de enfermagem constante, a outras não tão sofisticadas, mas com vários recursos que o idoso não encontra em casa. Existe uma mística que tais instituições são muito caras, mas ao fazer a conta dos gastos com cuidadores e empregados na casa em função do idoso verifica-se que muitas vezes são custos equivalentes ou até mesmo mais baratos.

A grande vantagem dos residenciais ou casas de repouso é que o idoso passa a não ser mais um peso ou estorvo. Ele é a razão de a instituição existir. Ele deixa de ser tão só, vai conversar com muitas pessoas durante o dia: arrumadeiras, cozinheiras, atendentes, enfermeiras e até mesmo outros idosos. Poderá realizar atividades conjuntas, desde tomar sol até nadar ou fazer algum tipo de exercício compatível com sua situação física. Os funcionários dessas instituições tendem a ser mais pacientes com os idosos que os familiares, já que ganham para isso e seu salário é diretamente proporcional à satisfação do idoso e dos familiares. Eles não têm uma vida passada com esse idoso, diferentemente dos familiares, que muitas vezes têm mágoas, rixas ou até mesmo raiva do parente, e ficarão durante um turno cuidando dos idosos e depois vão para sua casa conviver com suas famílias.

Para as famílias essa situação é muito melhor, pois elas vão visitar o idoso e o encontram limpo, banhado, alimentado e cuidado. Podem aproveitar a visita ou até mesmo sair para algum evento, desde que o idoso tenha condições para isso, e depois devolvê-lo para a instituição.

Isso faz que a família visite o idoso com mais frequência e também que as visitas sejam mais agradáveis, já que nem o idoso, nem a família têm aquela sensação de peso ou estorvo.

Ir para um desses estabelecimentos é uma decisão bastante difícil, tanto para a família como para o idoso. O idoso muitas vezes se sente abandonado pela família, vai perder muitos dos seus objetos e sua casa. Sente-se amedrontado, magoado e até raivoso com os familiares. A família tende a sentir-se culpada por achar que está abandonando o parente, magoada pelo fato de ele não entender ou aceitar passivamente a situação e constrangida por ter de assumir o lado ruim dessa situação.

Cabe ao terapeuta trabalhar com o idoso e com a família, separados e em algum momento em conjunto, para diluir o preconceito, mostrar as vantagens, identificar a solidão do idoso e como ele pode ser mais bem cuidado. Deve insistir que a família visite vários residenciais e casas de repouso compatíveis com sua renda, tal qual se faz quando vai procurar um berçário ou uma escola maternal para um filho pequeno. O critério é muito parecido. Às vezes é interessante que o idoso fique por um período definido na instituição (férias familiares que ele não pode acompanhar ou algum evento que ele vá ficar sozinho). Os residenciais e casas de repouso têm pessoal especializado para conversar com os familiares e orientar as condutas para a admissão do idoso.

A PARTE MEDICAMENTOSA E OS
ASPECTOS CLÍNICOS NA TERAPIA COM IDOSOS

Em nosso estudo sobre as particularidades da psicoterapia de pacientes idosos, abordaremos dois pontos importantes e que podem muitas vezes trazer dificuldades e confusões para o terapeuta. Discutiremos inicialmente o uso de medicações psiquiátricas e em um segundo momento as indicações de quando referenciar um idoso para avaliação neurológica ou de um psiquiatra especializado, em especial nos casos de suspeita de um quadro demencial.

Seguiremos o entendimento apresentado no capítulo anterior, ou seja, pautado em situações de vida mais que em uma idade estanque, inclusive porque hoje em dia muitas pessoas com idade acima de 70-75 anos se mantêm altamente ativas e produtivas. Diferenciamos o papel da terapia de idosos por conta de algumas características diferentes neste subgrupo de pacientes, em que as angústias circunstanciais adquirem um papel muito grande, muitas vezes maior que as angústias patológicas. De maneira geral, os pacientes idosos que buscam psicoterapia apresentam muitos sintomas depressivos, tanto decorrentes de situações de vida atual (solidão, morte de cônjuge, doenças) quanto da constatação de perda de oportunidades durante a vida ou culpas procedentes. De todo modo, a grande maioria dos idosos traz uma queixa depressiva como principal motivo para a busca de uma terapia. O uso de medicamentos nesse grupo de pacientes se assemelha ao uso em outras faixas etárias, com algumas especificidades que serão descritas no decorrer deste capítulo.

Os antidepressivos são as medicações mais utilizadas para este grupo de pacientes, em especial os ISRS, por apresentarem maior experiência no uso e tolerância relativa a seus efeitos colaterais. Medicamentos como Sertralina, Escitalopram e Citalopram são em geral bem tolerados, com poucos efeitos colaterais e efetivos no controle dos sintomas depressivos desses pacientes. O uso do antidepressivo sedativo Trazodona como auxílio para o sono também é muito comum e bem tolerado. Outros antidepressivos são também prescritos para idosos, em especial a Duloxetina, que apresenta efeito nos quadros de dor crônica, e a Venlafaxina, quando a queixa principal é de apatia, mas devem ser monitorados mais cautelosamente pelo risco de aumento de pressão arterial. Por experiência clínica, observamos um efeito muito positivo no uso do neuroléptico Sulpirida (Equilid), com função sedativa em pacientes que estejam muito angustiados, ou que não conseguem conectar com seu mundo interno, assim como o uso da preparação Sulpam (Sulpirida + Bromazepam, ambos em doses baixas) como sedativo imediato em momentos de maior desespero. Doses baixas de Quetiapina também podem ser utilizadas, tomando sempre cuidado com o potencial de sedação da droga.

A indicação do uso de medicação para pacientes idosos, de maneira geral, se assemelha às indicações para os outros clientes de psicoterapia, porém neste grupo específico devemos estar mais atentos na prerrogativa de utilizar a menor dose possível e por tempo determinado. De modo geral os idosos são mais suscetíveis aos efeitos sedativos das medicações psiquiátricas, principalmente os benzodiazepínicos (Rivotril, Valium, Frontal) e neurolépticos (Quetiapina), mas também os hipnóticos (Zolpidem) e alguns antidepressivos (principalmente da classe dos tricíclicos), podendo essas medicações ser utilizadas quando necessárias, mas com orientação expressa de cuidados com a sedação, principalmente ao levantar da cama pela manhã. O principal risco nesses casos está relacionado ao risco de quedas, que em pacientes idosos podem ter consequências graves, com fratura de fêmur e imobilidade.

Além disso, os idosos, em geral, apresentam comorbidades clínicas (hipertensão arterial, diabetes, dislipidemia etc.) e concomitante uso de medicações clínicas para controle dessas doenças de base, o que aumenta o risco de interação medicamentosa entre as medicações de uso clínico e as psiquiátricas, além de interferência nas doenças de base. De maneira geral, as medicações psiquiátricas, principalmente em doses baixas, são bem toleradas e apresentam poucas interações de maior risco. É importante ressaltar que alguns antidepressivos, como a Venlafaxina e a Bupropiona, podem aumentar a pressão arterial, devendo ser utilizados com cuidado por pacientes que já apresentem essa condição, além do risco de alguns neurolépticos (mais marcadamente a Olanzapina e a Quetiapina) levarem a um ganho de peso excessivo, principalmente quando usados em doses maiores que as que costumamos usar na psicoterapia, acarretando piora no controle do diabetes, do colesterol e da mobilidade.

Um dos pontos principais na medicação de idosos é o uso de benzodiazepínicos, visto que, apesar de seu potencial sedativo e aumento de risco de quedas, são muito utilizados por uma ampla gama de pacientes, inclusive idosos. É comum atender em consultório pacientes idosos que fazem uso há décadas de algum benzodiazepínico (Rivotril, Olcadil, Diazepam etc.). É sempre indicado, nos algoritmos de tratamento, retirar ou trocar essas medicações, porém, na prática, nem sempre isso é possível. A suspensão abrupta nunca deve ser realizada, pelo risco de sintomas de abstinência e um aumento súbito da ansiedade, devendo ser sempre gradual e monitorada. Em muitos casos existe uma resistência ativa do paciente no sentido de fazer qualquer alteração na medicação, devendo o profissional expor os possíveis planos alternativos e, em casos em que não haja urgência da retirada, manter a dose em uso (tomando a precaução de não aumentá-la tanto quanto for possível) e fazer uma retirada lenta.

No segundo ponto dessa análise discutiremos um pouco sobre o papel do terapeuta de um paciente idoso nas possíveis condições de base orgânica que podem impactar sobre a saúde psíquica de nosso cliente. Não abordaremos preocupações relacionadas a incapacidades físicas ou sequelas de doenças (que estarão englobadas nas angústias circunstanciais a ser trabalhadas na terapia) nem quadros patológicos de hipocondria ou dinâmicas semelhantes. Vamos partir da avaliação de possíveis alterações na esfera emocional e/ou cognitiva decorrentes, principalmente alterações orgânicas/anatômicas, e como pode o terapeuta identificá-las e lidar com elas. Sabemos que grande parte dos terapeutas não teve formação adequada na área médica nem é a intenção que façam diagnósticos ou preconizem tratamentos, mas o profissional, por seu contato próximo com o paciente e conhecimento deste, se encontra em posição privilegiada, muitas vezes melhor que a do clínico, para observar alterações sutis que podem direcionar para o início de algum quadro orgânico. Saber quando indicar uma avaliação clínica/neurológica é essencial para os terapeutas que trabalham com idosos.

A maioria dos quadros demenciais que acometem os idosos se desenvolve de maneira insidiosa e gradual, ou seja, alterações súbitas na personalidade ou na cognição de um indivíduo não necessariamente representam que a demência está se ins-

talando, assim como em grande parte das vezes não é pruden-
te colocar essa alteração na conta de uma questão emocional
pura. Digamos que uma senhora de 80 anos está em acompanhamento psicoterápico por conta de uma depressão de constatação, apresenta alguns lapsos de memória, mas de maneira
geral é independente, cuida de suas contas e sempre se apresentou lúcida e orientada nas sessões. No intervalo entre uma
sessão e outra (uma semana) a família entra em contato com o
terapeuta contando que ela está irritada, brigando com toda a
família, não consegue dormir à noite, começou a apresentar
ideação paranoide e não reconhece mais os familiares. Ao vê-
-la, o terapeuta percebe que ela esta muito diferente de seu
habitual, não o reconhece apesar do bom vínculo que sempre
tiveram, grita, xinga, apresenta-se totalmente desorientada no
tempo (não sabe em que ano está) e pouco consegue respon-
der a perguntas ou se comunicar de maneira satisfatória. A
família conta que ela ficou assim "de um dia para o outro" e
que em alguns momentos durante o dia fica um pouco menos
confusa, e pergunta ao terapeuta se ela está com começo de
doença de Alzheimer.

A resposta a ser dada é que provavelmente não se trata de
início de quadro demencial, pois não costumam aparecer su-
bitamente – sua evolução é na ordem de meses a anos. O que
essa senhora apresenta é provavelmente um quadro de estado
confusional agudo (chamado na nosologia médica de *delirium* – que apesar de nome parecido não tem que ver com
"delírio" –, crença irremovível, de conteúdo bizarro ou não,
sem base concreta na realidade compartilhada, presente nos
casos de esquizofrenia). Esse quadro se caracteriza por uma
alteração abrupta (horas a dias) na capacidade de a pessoa se
relacionar com o ambiente externo, podendo levar a episó-

dios de agitação, confusão, esquecimento, letargia etc. De maneira geral, seria como se o idoso, por ter menor reserva cognitiva funcional, fosse mais suscetível a fatores externos geradores de estresse e isso desencadeasse um estado de confusão à sua volta. As causas mais comuns entre os idosos são infecções não diagnosticadas (muito comuns infecções de urina, e lembrando que idosos podem estar infectados sem apresentar febre), medicações (opioides, benzodiazepínicos, alguns antibióticos, como Ciprofloxacina), fraturas, déficit de vitaminas ou outra condição que sobrecarregue o organismo, com baixa reserva, desse paciente. Em geral, o quadro é autolimitado e depende do correto tratamento da condição de base (ou seja, tratar a infecção), na maioria das vezes com recuperação completa do paciente.

Importante ressaltar que o termo demência é, hoje, na nosografia psiquiátrica, pouco utilizado, sendo seu equivalente atual o "transtorno cognitivo maior" em quadros avançados e o "transtorno cognitivo menor" em quadros iniciais. O que caracteriza o quadro demencial é o comprometimento importante nas habilidades cognitivas de uma pessoa, ou seja, comprometimentos nas áreas da memória, linguagem, abstração, funções executivas (capacidade de processar informações para realizar uma ação), atenção, vocabulário, entre outros. Tais prejuízos devem ocorrer de tal maneira que prejudiquem a capacidade da pessoa de realizar atividades instrumentais diárias (pagar contas, calcular troco, pegar ônibus) e atividades básicas de vida diária (realizar a própria higiene, comer sozinho). Como regra geral, os quadros demenciais são de instalação lenta e insidiosa, com progressão gradual até a incapacidade de realização das atividades básicas, o que caracteriza o transtorno cognitivo maior. Pacientes nesse estado de doença apresentam quadro grave, com disfunção irreversível (no conhecimento e arsenal terapêutico atual) das funções cognitivas superiores. Para esses pacientes são prescritas medicações para controle de sintomas, ou seja, sedativos para auxiliar o sono e antidepressivos ou neurolépticos para controle de comportamento (agitação psicomotora, agressividade).

As pesquisas médicas atuais têm permitido uma compreensão mais aprofundada dos mecanismos patológicos que levam aos quadros demenciais, em especial na doença de Alzheimer, fazendo que exista grande investimento no diagnóstico precoce desses quadros, o que não é fácil, pois as alterações patológicas começam muito antes do aparecimento dos sintomas. Sendo assim, foram criadas categorias para o diagnóstico precoce, como o transtorno cognitivo subjetivo, quando há queixas de perda de memória sem alteração nas atividades do cotidiano e nas escalas de avaliação cognitiva, devendo os pacientes nessas condições ter acompanhamento próximo para avaliar a possível evolução para o quadro demencial. De maneira geral, os quadros demenciais iniciais são avaliados considerando piora progressiva dos sintomas, como esquecimento, inabilidade para realizar atividades que antes fazia (como cozinhar) e desorientação espacial, porém não existe um exame clínico ou de imagem que possa determinar com certeza sua instalação.

Atualmente, os exames de rastreamento mais precoce são voltados para a doença de Alzheimer e estão baseados na presença de biomarcadores no líquor (camada de líquido que reveste o sistema nervoso central), porém são invasivos e ainda pouco disponíveis. Os exames de imagem cerebral (ressonância magnética e tomografia computadorizada) podem não ter alterações nos quadros iniciais, mostrando mudanças específicas quando o quadro já está avançado. Escalas de avaliação neurocognitiva também são muito utilizadas e seu principal valor é a possibilidade de avaliar a cognição do paciente em seguimento longitudinal, ou seja, uma escala alterada não necessariamente indica demência, mas uma evolução com viés de queda leva a aumentar essa hipótese. Duas escalas são mais comumente utilizadas: a MOCA, mais sensível (altera em quadros demenciais iniciais), porém mais complexa e com interferência pela escolaridade do paciente (são realizadas notas de corte diferentes, dependendo da escolaridade de cada pessoa); e o miniexame do estado mental (minimental), mais simples, de rápida aplicação, mas que costuma dar alterações apenas em quadros mais graves.

Duas condições muito presentes nos idosos podem ser confundidas com um quadro demencial inicial. A primeira é a depressão, que pode cursar com déficit de atenção e concentração, apatia, recusa em realizar atividades, passividade (que muitas vezes estão juntos com sentimentos de inutilidade), tristeza, pessimismo e autorrecriminações. Esses quadros são chamados de "pseudodemência depressiva" e os sintomas cognitivos costumam melhorar quando há alívio do quadro depressivo, muitas vezes com necessidade do uso de medicação. Apesar disso, é importante lembrar que pacientes em estágio inicial de demência costumam apresentar sintomas depressivos que podem ser graves, portanto é de extrema importância ter uma ideia do padrão de comportamento do idoso antes da piora dos sintomas depressivos. Outra condição razoavelmente frequente e reversível, que pode se confundir com um quadro demencial inicial, é a deficiência de vitaminas, em especial B12. Os idosos, pelo envelhecimento, podem apresentar menor absorção de vitaminas no trato gastrointestinal e, em casos de deficiência importante de vitamina B12, podem apresentar alterações cognitivas, como esquecimento e confusão mental, anemia, fraqueza e dores nas pernas. Quando esses quadros ocorrem, é importante encaminhar o paciente para uma avaliação clínica. Outra condição presente, mas mais rara, que pode ser confundida com o início de um quadro demencial é a hidrocefalia de pressão normal (HPN), que se desenrola com confusão mental/esquecimento, perda involuntária de urina e alteração no padrão da marcha. Normalmente os pacientes começam a andar de forma diferente da normal – caracteristicamente com maior abertura das pernas –, queixar-se de urgência para urinar, com momentos de perda de urina, e apresentar-se mais esquecidos ou confusos. Na presença desses elementos deve-se realizar uma avaliação neurológica em nível de urgência, pois o tratamento correto nos quadros iniciais pode levar à recuperação da função cognitiva do paciente.

Nos quadros de demência não reversíveis, o mais frequente e conhecido é a doença de Alzheimer, caracterizada patologicamente como deposição de uma proteína anômala (chamada de TAU) em regiões cerebrais responsáveis pela obtenção e pelo armazenamento da memória (em especial a região do hipocampo). Essa deposição agride constantemente as células do sistema nervoso central, com posterior atrofia e disseminação para o córtex cerebral. Os sintomas, mesmo iniciais, só aparecem quando já existe lesão estrutural, mas a deposição de proteína TAU já pode estar acontecendo há muitos anos. O empenho e a dificuldade dos pesquisadores consistem em descobrir a doença em estágios iniciais. De maneira geral, a doença de Alzheimer torna-se mais prevalente após os 65 anos de idade, aparecendo de maneira esporádica (ou seja, sem alterações genéticas ou história familiar positiva), mas pode ter uma influência familiar em determinados casos, principalmente quando o acometimento é precoce, antes dos 60 anos, ou rapidamente progressivo. Sua evolução é lenta, principalmente em estágios iniciais, e pode estar presente por anos antes que os sintomas chamem a atenção e se busque alguma avaliação médica. A alteração principal e mais característica é a falha de memória, principalmente para eventos recentes (a memória de eventos antigos é preservada no início da doença). Essa alteração pode ser avaliada perguntando para o idoso sobre fatos recentes (por exemplo, pedir para ele contar a história de um filme que viu recentemente, notícias do jornal de ontem, assunto de conversas recentes). Lembrar-se do passado (escola onde estudou, nome de parentes, data de eventos antigos) não significa que o idoso não tenha doença de Alzheimer.

Em alguns casos a doença de Alzheimer pode cursar também com alterações na percepção espacial, levando a dificuldades para aprender novos caminhos ou se perder em locais conhecidos, o que, quando muito proeminente, é chamado de doença de Alzheimer variante posterior (pois acomete mais marcadamente a região cerebral posterior). O mais comum, porém, é o comprometimento mais acentuado da memória recente. A evolução é progressiva, com acometimento de todas as regiões corticais nos casos mais avançados da doença. O tratamento medicamentoso é feito com inibidores da colinesterase (Donepezil, Galantamina, Rivastigmina) e com a Memantina e tem como base o restabelecimento do fluxo de acetilcolina (neurotransmissor diminuído pelo excesso de proteína TAU), com diminuição da velocidade de progressão da doença e possível melhora de alguns sintomas cognitivos, ainda que não seja esperada a remissão. Como a função principal da medicação é diminuir a progressão da doença, ela é mais útil em quadros em que o Alzheimer foi diagnosticado em estágio precoce, tendo pouco efeito em quadros mais avançados. São medicações com efeitos colaterais desagradáveis, como boca seca, constipação, tontura e queimação gástrica, devendo sempre ser iniciadas de maneira gradual e com o acompanhamento de um clínico de referência.

A segunda causa mais frequente de quadros demenciais é a demência vascular, caracterizada por lesões nos pequenos vasos sanguíneos cerebrais, com áreas de isquemia (falta de sangue) – caracteristicamente nas áreas periventriculares. Essas áreas de isquemia levam à morte de células cerebrais que evoluem com alterações cognitivas, caracteristicamente, nas funções executivas, ao contrário da doença de Alzheimer, em que as alterações são predominantes na memória. As funções executivas são a capacidade de organizar informações para realizar uma tarefa. Pacientes com essa deficiência apresentam dificuldade na organização e preparação mental para realizar tarefas como desenhar um relógio, copiar um desenho tridimensional ou cozinhar. É muito característico, por exemplo, uma pessoa que sempre fez alguma tarefa, como cozinhar, começar a ter dificuldade para realizá-la, mesmo sem nenhum impedimento físico. Na demência vascular, teoricamente o acometimento se dá em fases, ou seja, períodos de piora seguidos por momentos de estabilização e novos momentos de piora, ainda que na prática essa característica não seja claramente vista. O principal fator de risco para a ocorrência desse quadro são as doenças sistêmicas que levam à fragilidade dos vasos sanguíneos, como hipertensão arterial, diabetes mellitus, hipercolesterolemia ou hábitos como sedentarismo e tabagismo (ou seja, os mesmos fatores de risco de infarto e AVC, que também são doenças de base vascular). O tratamento desses casos baseia-se principalmente no controle das doenças e dos fatores de risco para prevenir pioras no quadro cognitivo. Alguns especialistas costumam usar os medicamentos recomendados nos casos da doença de Alzheimer, mas com efeito menos notável.

Outra possível doença que pode levar a um quadro demencial é a doença de Parkinson, mais reconhecida pelo seus sintomas motores (em especial tremores unilaterais, rigidez no corpo, dificuldade para iniciar os passos e marcha com os pés juntos), mas que comumente acaba evoluindo para quadro demencial completo em sua sequência. Em alguns quadros, os sintomas cognitivos, como perda de memória, déficits de função executiva e, caracteristicamente, ilusões ou alucinações visuais aparecem antes dos sintomas motores. Nesse caso, a doença é chamada de demência por corpúsculos de Levy, porém sua fisiopatologia é semelhante à da doença de Parkinson.

Os quadros demenciais também podem ter outras causas menos prevalentes. Uma doença que costuma acometer indivíduos em idades mais jovens é a demência lobar frontotemporal (DLFT), caracterizada por alterações marcantes no comportamento (maior impulsividade, desinibição, comportamento hipersexualizado, estereotipias motoras ou vocais), por atingir de maneira característica a região cerebral frontal. Em alguns casos pode também haver alteração de fala, com troca de palavras ou repetição de palavras sem sentido prático. A evolução para um quadro demencial completo é comumente rápido. Consumo excessivo de álcool durante a vida também pode levar à lesão cerebral com evolução para demência, tanto por ser fator de risco para lesões vasculares e déficit de vitaminas quanto pelo fato de o álcool lesar diretamente o sistema nervoso central (síndrome demencial alcoólica). Outras doenças também podem levar a quadros demenciais, principalmente os AVCs, dependendo da região cerebral acometida, e o HIV, por toxicidade tanto direta quanto indireta, mediada pelo sistema imune, principalmente nos casos em que o controle não é bem-feito (demência pelo HIV).

Casos de demência avançado impactam de maneira muito incisiva a vida da pessoa acometida e a de seus familiares. Muitas vezes, a pessoa demenciada não consegue mais realizar atividades sozinha, mesmo as de autocuidado, como tomar banho ou se alimentar, além de sua capacidade de entender e se relacionar com o ambiente externo reduzir, tornando a comunicação impraticável. Isso faz que, em casos graves, não existam dúvidas quanto à evolução da doença. Com o conhecimento que temos hoje, o mais importante é a identificação precoce dos sinais de possível declínio demencial para permitir uma intervenção rápida em fases iniciais da doença, assim como a prevenção, com cuidado de fatores de risco modificáveis (como tabagismo) ou controláveis (como diabetes), além de estimular técnicas de treino cognitivo para aumentar a reserva cerebral.

11. Manejos, condutas e procedimentos na análise psicodramática

FORMAÇÃO DE NOVOS AGRUPAMENTOS FAMILIARES COM PARCEIROS DESCASADOS COM OU SEM FILHOS

Nas duas últimas décadas, a quantidade de casais formados por parceiros com filhos de casamentos anteriores aumentou muito. Notamos que um dos grandes motivos de desavenças nestes novos casais são os filhos de um ou de ambos os parceiros, em geral por conta da maneira inadequada como o assunto é tratado pelos parceiros. Por isso, estamos sistematizando o que, na análise psicodramática, consideramos a forma correta para ocorrer a integração familiar.

As interações familiares obedecem aos mesmos critérios que a formação e integração dos grupos de psicoterapia: integração, circularização e hierarquização (vide Dias, *Psicodrama: teoria e prática*).

Tomemos como exemplo hipotético a seguinte situação:

Roberto casa-se com Adriana e depois de dois anos o casal têm uma filha, Júlia. Dois anos depois nasce o filho Renato e, após três anos, a filha Mariana. A configuração relacional dessa família segue o padrão de integração, circularização e hierarquização gradativa entre os cinco elementos, conforme a figura a seguir:

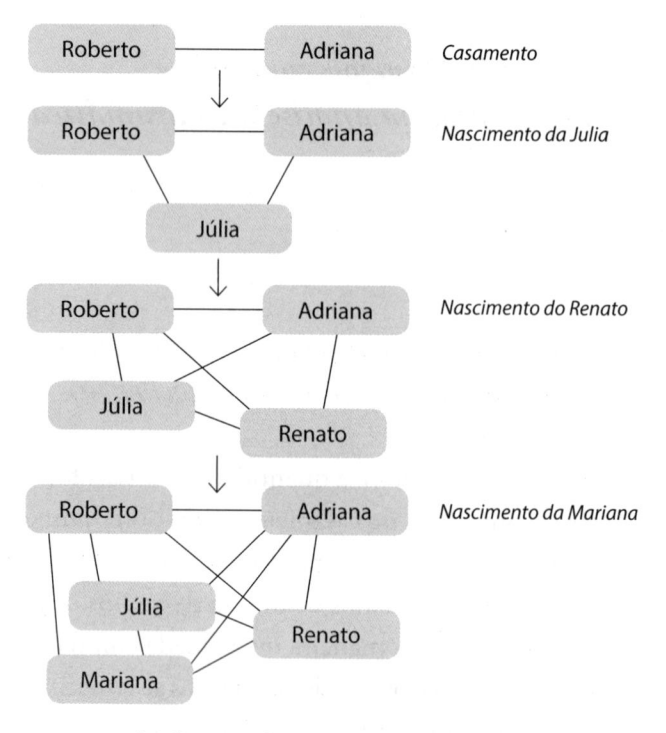

Família integrada, circularizada e hierarquizada

Roberto e Adriana separam-se depois de 15 anos de casamento. Dois anos depois, Roberto começa um novo casamento com Regina, que tem um filho de 8 anos, Eduardo.

Roberto tem uma situação relacional integrada, circularizada e hierarquizada com Júlia, Renato e Mariana. E Regina tem uma situação semelhante com Eduardo.

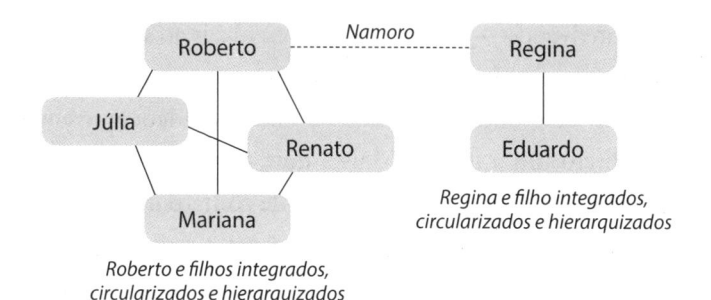

Roberto e filhos integrados,
circularizados e hierarquizados

Regina e filho integrados,
circularizados e hierarquizados

Geralmente, os casais criam situações de integração, como viagens e férias de todos juntos. Essa é a tentativa mais comum e claramente não dá certo, pois é muito difícil conseguir integração, circularização e hierarquização do grupo. O que se consegue nesse tipo de tentativa é a convivência de três subgrupos: Roberto/Regina; Roberto/Júlia/Renato/Mariana e Regina/Eduardo. Esse grupo não está nem integrado, nem circularizado e muito menos hierarquizado.

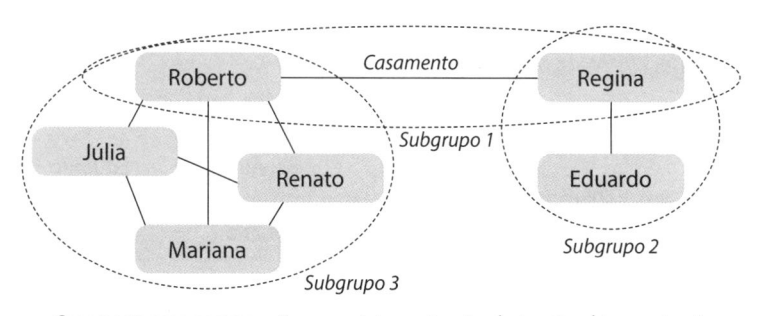

Casamento sem a preparação para a integração, circularização e hierarquização

Essa tentativa de integração tende a eternizar a situação relacional definida como: "Júlia, filha do Roberto" ou "Eduardo, filho da Regina" e não "Júlia, minha enteada" ou "Eduardo, meu enteado" e assim por diante.

A maneira mais correta de conduzir a integração é os adultos – no caso, Roberto e Regina – criarem situações, ainda que simples, de convivência – como buscar na escola, ir ao supermercado, comprar roupa, ir à lanchonete, ir ao cinema, comprar um presente, fazer um bolo ou uma comida ou outra atividade que envolva contato direto um a um, ou dois a dois, ou três a dois etc. – de modo que todos tenham possibilidade de contato individualizado com todos. Depois disso, criam-se situações nas quais as crianças têm contato entre si em algum tipo de tarefa só para elas, seguido do contato das crianças com cada adulto separadamente e, finalmente, de todas as crianças com os adultos (circularização). O procedimento é o mesmo para os casos em que um dos parceiros não tem filhos e precisa integrar-se aos filhos do cônjuge.

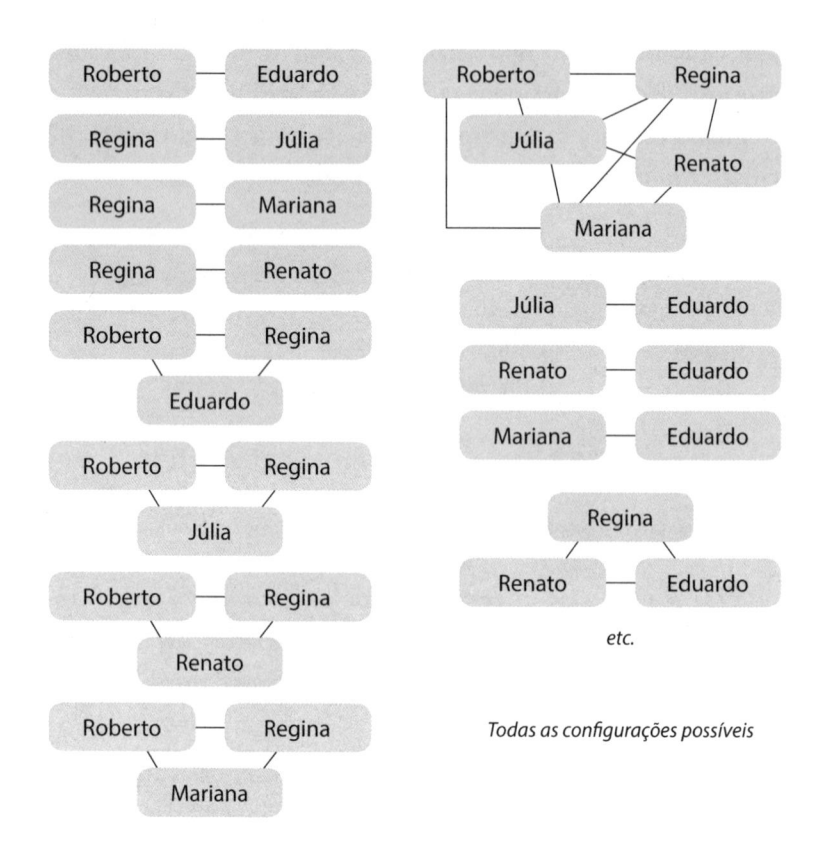

Todas as configurações possíveis

O processo de tarefas deve ser repetido até o grupo conseguir se hierarquizar.

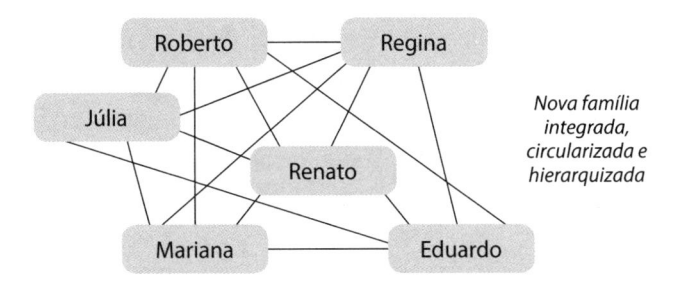

Nova família integrada, circularizada e hierarquizada

No caso do exemplo acima, essas situações ajudam a estabelecer uma relação direta entre Roberto e seu enteado Eduardo, Regina e seus três enteados e entre as crianças.

A CRISE DA MATERNIDADE E DA PATERNIDADE

Nos últimos anos temos notado que as crises de maternidade e paternidade estão se tornando cada vez mais abrangentes, ultrapassando as mudanças psicológicas internas que acompanham a passagem do *status* de filha para mãe na mulher e de filho para pai no homem, invadindo a área relacional e profissional do casal.

Para tanto, subdividimos a crise de maternidade e paternidade em três esferas de mudanças:

1. Mudanças no mundo interno que acompanham a maternidade e a paternidade

São as mudanças relacionadas às modificações no mundo interno decorrentes da transformação de *status* de filhos para pais nos dois membros do casal.

A mudança de *status* de filha para mãe na mulher é mais aguda e começa no período da gravidez, quando o modelo internalizado de mãe e de maternagem que a mulher já possui é fortemente mobilizado. Fazem parte desse modelo tanto a mãe como as outras mulheres que fizeram papel de mãe em sua vida, como avós, tias, madrastas etc.

Quando a relação entre a mulher e esse modelo está muito prejudicada em seu mundo interno, se não for devidamente tratada, pode comprometer seu futuro papel de mãe e até desencadear as temíveis depressões pós-parto ou psicoses puerperais.

A mudança de *status* de filho para pai no homem é mais lenta e geralmente começa no nascimento da criança. Nessa mudança é mobilizado fortemente o modelo internalizado de pai e da paternagem que ele já possui. Como no caso da mulher, do modelo fazem parte tanto o pai como os homens que fizeram papel de pai, como avós, tios, padrastos etc.

Quando a relação entre o homem e o modelo de pai está muito prejudicada em seu mundo interno, pode, se não for devidamente tratada, comprometer em graus variáveis seu futuro papel de pai. Esse assunto já foi tratado no Capítulo 2 do volume IV desta coleção.

2. Mudanças relacionais e profissionais que ocorrem com o advento do nascimento dos filhos, principalmente o primeiro

As mulheres estão cada vez mais inseridas no mercado de trabalho, prezam suas carreiras profissionais e estão acostumadas a ter e a ganhar seu dinheiro e partilhar com o parceiro as despesas da casa.

Os homens atuais também estão acostumados a partilhar com suas mulheres as despesas da casa, assim como as atividades domésticas delas decorrentes.

Os ditos "isso é coisa de mulher" e "isso é coisa de homem" estão cada vez mais raros e os padrões "mulher dona de casa e mãe" e "homem provedor e pai" também se encontram cada vez mais em desuso.

Porém, durante o final da gravidez e nos primeiros dois anos de vida da criança, esse padrão "ultrapassado" novamente se impõe, em maior ou menor grau, muitas vezes desencadeando crises tanto relacionais como profissionais no casal.

Essa mulher/mãe começa a sentir um grande conflito emocional entre a valorização de seu trabalho e de sua carreira e seu instinto de mãe e os cuidados requeridos pelo bebê.

De um momento para outro observa sua carreira desacelerar e até mesmo desabar. Oportunidades e promoções são adiadas ou perdidas. Sua rotina de trabalho profissional é fortemente abalada, assim como sua autonomia e ganho de dinheiro. Muitas vezes se vê integral nas tarefas caseiras e sente-se frustrada, com autoestima reduzida e até mesmo como se estivesse sendo punida pela gravidez e pelo fato de ser mãe.

Com frequência essa frustração se volta contra o companheiro em forma de queixas, comparações, cobranças e até mesmo hostilidade. Esse homem/pai se vê, de uma hora para outra, alçado ao papel de provedor, às vezes o único da família, sem estar psicologicamente preparado para o papel. Ele começa a se sentir sobrecarregado pelos encargos financeiros até então compartilhados, além de muitas vezes ser responsabilizado pelas perdas profissionais da mulher.

Essa situação "mãe e dona de casa" e "pai provedor" era corriqueira para os casais mais antigos e não era motivo de frustração nem de sobrecarga. Entretanto, para os casais mais jovens, com um novo enfoque do papel da mulher e do homem, isso soa de maneira estranha e acaba sendo motivo de crises de proporções variáveis, podendo até chegar aos extremos de separação do casal.

É uma situação de angústia circunstancial, mas que muitas vezes desencadeia conflitos internos relacionados ao binômio homem x mulher da esfera intrapsíquica, com sua correspondente angústia psicológica.

Cabe ao terapeuta avaliar a situação, promover o diálogo entre o casal (terapia de casal) e, dependendo da sua avaliação do quadro, indicar terapias individuais e até mesmo medicamentos.

3. A relação casal/bebê com as famílias de origem

Atualmente os casais jovens tendem a levar uma vida social bastante independente das famílias de origem. O famoso almoço de domingo na casa da mãe já entrou em desuso e o contato é muitas vezes feito mais por redes sociais que pessoalmente.

Quando o casal jovem tem um bebê, acaba acontecendo uma reaproximação com os pais para festejar o neto recém-nascido. É uma reaproximação normal e saudável, mas que às vezes se torna motivo de conflitos para o casal.

É uma fase importante em que o casal deve ter períodos longos somente com o bebê, porque são nesses momentos que eles são os pais e estão configurando seu núcleo familiar, diferente do núcleo da família de origem no qual eles continuam sendo filhos.

Muitas vezes, por falta de infraestrutura adequada, comodismo ou mesmo inexperiência e insegurança, o casal passa a frequentar assiduamente a família de origem, delegando para os avós funções que seriam deles.

Esses pais com seu bebê na família de origem voltam a ser filhos, ou a se beneficiar desse *status*. Se isso se torna um comportamento assíduo e duradouro, o casal não desenvolve adequadamente seus papéis de mãe e pai e não configura de forma eficaz um núcleo familiar próprio.

O casal muitas vezes acaba se atritando pela "ingerência" dos avós sem se dar conta de que muitas vezes o chamado para a "ingerência" parte de um dos parceiros ou do casal.

De posse dessa informação, o terapeuta deve sempre orientar o casal sobre a necessidade de exercer o papel de pais e consolidar seu núcleo familiar. Para isso, ambos precisam intercalar a convivência com as famílias de origem com momentos só do casal com o bebê, seja um final de semana, pequenas viagens ou mesmo ficar em casa sem migrar para a casa da mãe de um deles.

A FRAGMENTAÇÃO DA IDENTIDADE SEXUAL

Vivemos atualmente uma grande alteração da identidade sexual das pessoas, principalmente dos jovens. Sabemos que os valores em uma sociedade sofrem alterações extremadas quando alguns deles são rigidamente seguidos por muito tempo. A tendência é migrar para valores opostos de maneira radical até que se atinja um novo equilíbrio. No tocante à identidade sexual, estamos vivendo uma fase extremada.

Este capítulo é uma complementação do tópico "Desenvolvimento da identidade sexual" publicado no livro *Vínculo conjugal na análise psicodramática* (Dias, 2000).

Lembremos que sexualidade é diferente de identidade sexual e que essa grande alteração de valores diz respeito à identidade sexual e não à sexualidade. *A sexualidade é formada pelo aparecimento dos hormônios sexuais, principalmente a testosterona nos homens e o estrógeno nas mulheres.a identidade sexual é o canal psicológico por onde escoa e se manifesta a sexualidade e faz parte do conceito de identidade, que por sua vez está registrado em conexões neurais na cadeia neural psicológica do cérebro.*

Lembremos também que a identidade sexual é formada durante a puberdade e o final da adolescência (9/10 anos até 16/17 anos), e consiste na fusão entre os modelos masculinos e femininos internalizados preexistentes (incorporados antes da puberdade) e as identidades masculinas e femininas idealizadas (escolhas do indivíduo).

No homem, a identidade sexual masculina é formada pela fusão do modelo masculino preexistente (pai e substitutos de pai) com o modelo masculino idealizado (traços de homens ídolos) projetado no grande amigo e posteriormente incorporado. Ela faz que ele se sinta e se comporte como homem, inclusive nas situações erotizadas e sexualizadas.

Na mulher, a identidade sexual é formada pela fusão do modelo feminino preexistente (mãe e substitutas de mãe) com o modelo feminino idealizado (traços de mulheres ídolos) projetado na grande amiga e posteriormente incorporado. Ela a faz se sentir e se comportar como mulher, inclusive nas situações erotizadas e sexualizadas.

No homem, a identidade sexual feminina é formada pela fusão do modelo feminino preexistente (mãe e substitutos de mãe) com o modelo feminino idealizado (traços de mulheres ídolos) projetado na primeira namorada e posteriormente incorporado. Ela faz o homem ter sintonia com o feminino, é seu encaixe para o feminino, e canaliza o desejo e a atração para as mulheres, além de permitir uma maior capacidade de intimidade com o sexo feminino, inclusive nas relações erotizadas e sexualizadas.

Na mulher, a identidade sexual masculina é formada pela fusão do modelo masculino preexistente (pai e substitutos de pai) com o modelo masculino idealizado (traços de homens ídolos) projetado no primeiro namorado e posteriormente incorporado. Ela faz a mulher sintonizar com o masculino, é seu encaixe para o masculino, e permite canalizar o desejo e a atração para os homens, além de permitir maior intimidade com o sexo masculino, inclusive nas relações erotizadas e sexualizadas.

Quando essas fusões não ocorrem, a identidade sexual pode ficar total ou parcialmente bloqueada e, por consequência, o indivíduo ficar ou totalmente retido em uma das fases ou com núcleos parcialmente retidos, dificultando o exercício total ou de partes de sua identidade sexual. Dessa forma, acontecem alterações na escolha dos parceiros sexuais. Dividimos essas escolhas no conceito de parceiro possível e parceiro evitado.

Parceiro possível é o parceiro com quem o indivíduo pode exteriorizar sua sexualidade, mesmo que isso lhe traga angústias circunstanciais ligadas a preconceitos, moralismos ou costumes.

Parceiro evitado é o parceiro cujo contato gera angústia patológica, oriunda de conflitos no mundo interno do cliente.

Entendemos como patologia da identidade sexual quando seu exercício leva à mobilização de angústia patológica. Quando gera apenas angústia circunstancial, entendemos apenas como preconceito, moralismo ou costumes. O distúrbio que dificulta a fusão está no bloqueio, severo ou brando, do(s) modelo(s) preexistente(s).

O cenário atual da identidade sexual

Como já mencionado, vivemos uma fase de extremos com uma diversidade muito grande ligada à identidade sexual. Nesse mesmo extremismo tem havido uma profusão de classificações e de nomenclaturas para uma série muito grande de comportamentos sexuais.

A maior parte dessas classificações é de ordem sintomática, isto é, a classificação tem como base agrupamento de comportamentos semelhantes (sintomas), não se preocupando com psicodinâmica dos conflitos internos envolvidos nesses sintomas. Na análise psicodramática temos a visão de que a atual diversidade de comportamentos sexuais funda-se em dois fatores principais:

1. as alterações ligadas aos modelos preexistentes;
2. a instrumentação tecnológica atualmente disponível, juntamente com uma permissividade maior da sociedade e na rapidez e amplitude da divulgação desses fatos.

Modelos preexistentes

Por muitos anos a caracterização do masculino e do feminino foi bastante radical. "Coisas" de homem e "coisas" de mulher eram bem-definidas no tocante a vestimentas, tarefas, comportamentos, deveres, direitos, afazeres etc. Qualquer um, homem ou mulher, que se aventurasse no território do outro sofria discriminação ou censura. Dessa forma, as crianças sofriam pressão para acompanhar essa definição. Meninos brincavam e se vestiam como meninos e meninas brincavam e se vestiam como meninas, e quando alguma criança mostrava desinteresse ou rejeição por algo de seu sexo era reprimida ou considerada doente.

Assim, os modelos preexistentes, incorporados dos 2,5 anos até o início da puberdade, eram claramente definidos como modelos masculinos e modelos femininos.

Essa rigidez foi se arrefecendo e desde o final da Segunda Guerra Mundial essas modificações se tornaram cada vez mais intensas, até que, hoje em dia, início do século XXI, encontramos um cenário totalmente diferente.

Atualmente é praticamente proibido, ou mesmo politicamente incorreto, falar de "coisa de homem" e "coisa de mulher". A caracterização vigente é "unissex": tarefas, vestimentas, afazeres, comportamentos, deveres, obrigações etc. Hoje, qualquer coisa ou atitude que indique condições caracterizadas como de homem ou de mulher corre o risco de ser tachada de machista, feminista, exploração, preconceito etc.

As posturas extremas já ultrapassaram a questão de direitos iguais para homens e mulheres e já estão entrando em terreno de indiferenciação entre o que é ser homem e o que é ser mulher, chegando muitas vezes a posturas que beiram o ridículo. Essas posturas têm criado grandes dificuldades entre os casais mais jovens, no terreno profissional corporativo e mesmo na sociedade em geral.

Uma das consequências é que as crianças passam a sofrer pressão para não se diferenciar entre homem e mulher, exatamente ao contrário de 60 ou 70 anos atrás! Hoje não se pode falar em brincadeiras de menino ou de menina; tarefas de menino ou de menina; vestuário de menino e vestuário de menina; corte de cabelo de menino e de menina, ou até mesmo de cores de menino e cores de menina! Qualquer manifestação dessas atitudes corre o risco de receber uma reprimenda ou uma censura, aberta ou velada. Estamos chegando a ponto de ter preconceito contra qualquer tipo de preconceito que seja externado!

Os modelos masculino e feminino preexistentes, incorporados entre os 2,5 anos e o início da puberdade, passam a ter uma característica de indefinição e mesmo de bloqueios do tipo: "Eu não posso parecer ser um homem" ou "Eu não posso parecer ser uma mulher".

A indefinição e mesmo o bloqueio dos modelos preexistentes dificultam os processos de fusão entre esses modelos e as identidades femininas e masculinas idealizadas, causando retenção nas fases de desenvolvimento da identidade sexual.

Uma das características mais marcantes da identidade sexual dos atuais adolescentes é uma permanente indefinição em relação a parceiros e à identidade sexual! Não é muito difícil ouvir frases como: "Fiquei um pouco com meninas, agora vou experimentar ficar com meninos para ver como me sinto", "Às vezes fico com meninos e às vezes, com meninas, não sei bem o que escolher", "Já fiquei com meninas e com meninos, mas não me encontrei, o que será que eu sou?" etc.

INSTRUMENTAÇÃO TECNOLÓGICA, PERMISSIVIDADE E DIVULGAÇÃO

A instrumentação tecnológica sofreu um avanço sem precedentes na história da humanidade, principalmente no tocante a cirurgias, especialmente as cirurgias plásticas.

Desde muito tempo o ser humano rejeita ou sofre desconforto com partes de seu corpo ou até mesmo do corpo como um todo.

Tomemos como exemplo o nariz. Muitos indivíduos detestavam seu nariz, mas tinham de conviver com ele, se conformar ou passar a vida inconformados com aquele nariz. Depois do aprimoramento da cirurgia plástica, milhares de pessoas modificaram seu nariz. Outro exemplo: muitas mulheres tiveram problemas com seus seios. Tinham vergonha ou sentiam-se desconfortáveis, ou simplesmente os detestavam. Hoje milhares de mulheres já fizeram plástica de seio, aumentando, diminuindo, empinando, corrigindo etc. Os homens apresentam problemas psicológicos com seu pênis: acham pequeno, fino, grosso, torto etc. Tenho certeza de que, quando existir uma técnica de cirurgia plástica eficiente para pênis, milhares de homens vão se submeter a ela. Sabemos que boa parte dessas rejeições ou desconforto forma-se na área psicológica e não física, mas lançar mão de corrigir o aspecto físico é muito mais fácil que corrigir o conflito psicológico.

Não é novidade que, no passado, muitos homens rejeitaram seu corpo e gostariam de ter tido um corpo feminino, ou rejeitaram seu sexo e mesmo seu pênis; e muitas mulheres também ambicionaram um corpo masculino e até mesmo um sexo masculino, um pênis, ou rejeitavam seus seios. Mas essas pessoas estavam condenadas a ter aquele corpo e aquele órgão sexual, conformadas ou não com aquela situação.

Esses sentimentos e vontades ou eram fortemente reprimidos ou extravasados na clandestinidade dos bordéis ou na intimidade secreta com amantes, situações em que homens podiam vestir-se como mulheres durante o sexo ou até mesmo ser penetrados por mulheres com algum tipo de instrumento fálico que podiam satisfazer suas vontades proibidas secretamente.

Hoje, com o avanço tecnológico, existe condição de transformar um corpo feminino em masculino ou um corpo masculino em feminino na aparência e até mesmo nos órgãos genitais externos, com ajuda de cirurgias plásticas radicais e da utilização de hormônios. Homens e mulheres já utilizaram, em maior ou menor grau, esse recurso.

Dessa forma, podemos dizer que a rejeição do corpo ou dos órgãos sexuais e eróticos, por homens e mulheres, já existia há muito tempo, mas não havia condições tecnológicas para modificar essa realidade. Hoje existe e, muitas vezes, essa tecnologia tem sido utilizada.

Vivemos uma época de grande permissividade social, principalmente nos aspectos relacionados às manifestações de preferências e práticas sexuais. Como exemplo, a masturbação, que até pouco tempo era discriminada, passou a ser encarada como normal; os sex shops, com dezenas de instrumentos sexuais, são aceitos livremente; modalidades diversas de práticas sexuais são cada vez menos discriminadas. Com a permissividade social, as alterações de vestimenta (homens com roupas femininas e mulheres com roupas masculinas) e de comportamento (casais homossexuais em público) já não causam grande estranheza. Além disso, alterações do corpo, dos órgãos sexuais e até mesmo da identidade sexual oficiosa e mesmo oficial já têm alguma aceitação social.

No âmbito da divulgação, com a era da informação global propiciada pela internet, pelas redes sociais e por todos os meios de informação, qualquer notícia é rapidamente divulgada para o mundo. Isso permite que eventos antes restritos a uma pequena comunidade ganhem destaques globais, mesmo que eles não se justifiquem por si mesmos. Estamos numa era de consumismo e um dos maiores produtos de consumo constitui as notícias extravagantes ou vistas como tais.

No âmbito dos comportamentos sexuais, a divulgação e o incitamento a polêmicas por conta da mídia têm sido muito frequentes, criando uma supervalorização de episódios que muitas vezes são apenas esporádicos. Sexo, os comportamentos sexuais, os modismos sexuais e até mesmo posturas claramente contestadoras, exibicionistas e chocantes têm ganhado uma notoriedade exagerada. Essas notícias têm virado material de consumo sem muito critério objetivo.

Em resumo: na análise psicodramática, entendemos que as alterações da postura e do comportamento sexual atualmente vigente ocorrem por conta da pressão social exercida contra uma definição entre masculino e feminino, interferindo na incorporação dos modelos preexistentes, aliada a um grande desenvolvimento tecnológico, principalmente das cirurgias plásticas, da maior permissividade social e da intensa divulgação desses fatos. Não entendemos que tenha havido uma grande alteração nem mutação na área da sexualidade biológica de homens e mulheres, visto que a testosterona continua a comandar a sexualidade masculina e os estrógenos continuam a comandar a sexualidade feminina. Portanto, essas alterações estão no âmbito da identidade sexual, que está inserida no conceito de identidade do indivíduo.

12. *Expectativa de comportamento e angústias circunstanciais*

Este capítulo tem o objetivo de complementar a parte relacionada à angústia circunstancial abordada no Capítulo 1 do volume V desta coleção.

Relembremos que após o final da fase cenestésica do desenvolvimento psicológico tem início a fase psicológica, em que a principal característica é a formação do conceito de identidade.

O conceito de identidade é o conjunto de crenças e verdades que o indivíduo tem sobre si mesmo, sobre os outros e sobre o funcionamento do mundo. É o seu "chão psicológico" e seu conjunto de referências na tomada de posições e no seu comportamento geral.

O conceito de identidade é formado por dois grandes blocos de vivências e informações, dois deles incorporados do mundo externo e dois frutos da vivência do indivíduo. O bloco externo é composto de:

▶ Modelos internalizados. São características e traços de personalidade, absorvidos e internalizados, das pessoas que conviveram com o indivíduo, principalmente em sua primeira infância, tais como mãe, pai, avós, professores, irmãos, parentes etc. Esses modelos são internalizados no psiquismo organizado e diferenciado (POD) e fazem parte da identidade do indivíduo.

▶ Conceitos morais adquiridos. É o conjunto de valores morais presentes naquela família, em sua comunidade, na sociedade em que vive e na cultura em que está inserido. Esse código normativo e moral é o conjunto de referências que vai nortear o comportamento e as atitudes de uma pessoa. São incorporados no POD e fazem parte da identidade do indivíduo.

Os modelos internalizados e os conceitos morais adquiridos são chamados de figuras de mundo interno na análise psicodramática. O bloco interno é composto de:

▶ Vivências do próprio indivíduo. Conjunto de vivências (sentimentos, pensamentos, percepções, intenções e experiências) que o indivíduo tem e que fica registrado no seu POD, fazendo parte de seu verdadeiro eu e, portanto, de sua identidade.

▶ Conceitos do próprio indivíduo. Conjunto de conclusões e teorizações que o indivíduo faz a respeito de si mesmo, das pessoas e do mundo que o rodeia. Está registrado no POD, e faz parte do verdadeiro eu e, portanto, de sua identidade.

O conceito de identidade é formado pelas figuras de mundo interno (modelos internalizados e conceitos morais adquiridos) e do verdadeiro eu (vivências e conceitos do próprio indivíduo).

No POD também está registrado o material justificado, que constitui as justificativas e racionalizações que o indivíduo utiliza para abrandar suas contradições. Embora estejam no POD, são consideradas, na análise psicodramática, mecanismos de defesa, fazendo parte das defesas de evitação.

Durante toda a formação e o desenvolvimento do conceito de identidade, vamos encontrar o material excluído da segunda zona de exclusão. Esse material excluído constitui-se de vivências que o psiquismo do indivíduo teve ou incorporou do mundo externo, mas que se chocam frontalmente com o conceito de identidade. Dessa forma, embora façam parte do verdadeiro eu, ficam

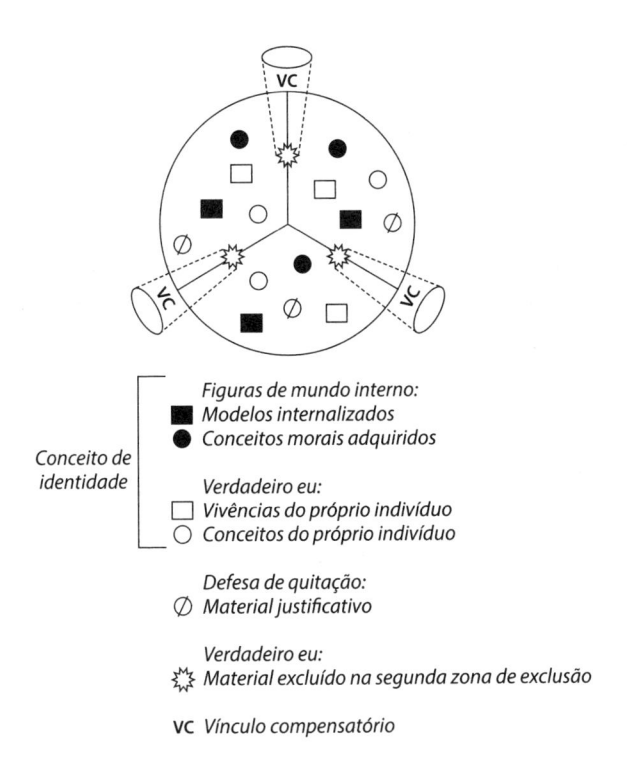

depositados na segunda zona de exclusão, em uma esfera pouco consciente, mas não fazem parte do conceito de identidade.

EVOLUÇÃO DO CONCEITO DE IDENTIDADE

Na verdade, o conceito de identidade é uma estrutura psicológica dinâmica que se encontra sempre em modificação. Sua formatação mais intensa acontece durante a fase psicológica do desenvolvimento, que vai dos 3 anos de idade até mais ou menos 17/18, coincidindo com o final da adolescência. Mas ele continua sendo modificado durante toda a vida.

Uma das modificações mais importantes acontece em relação às figuras de mundo interno (modelos internalizados e conceitos morais adquiridos).

Os modelos internalizados evoluem em duas direções: uma parte dos traços dos modelos internalizados vai se chocar fortemente com o material excluído da segunda zona de exclusão,

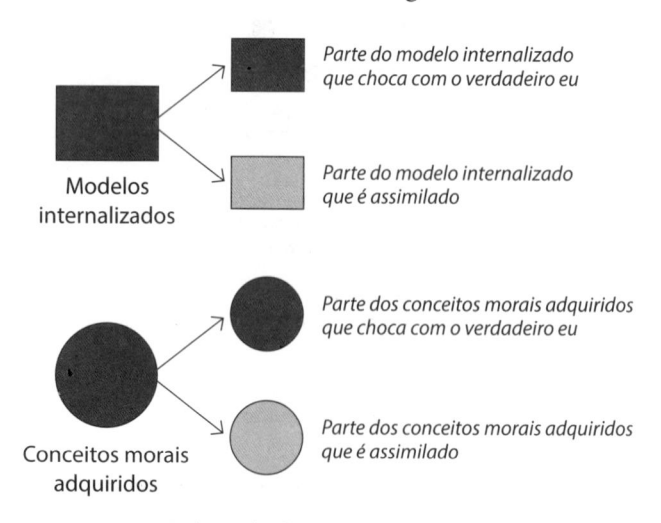

Evolução das figuras de mundo interno

que faz parte do verdadeiro eu, criando assim um conflito e uma divisão interna e focos geradores de angústia patológica. A outra parte é assimilada pelo psiquismo sem conflito com o verdadeiro eu, e faz parte de uma expectativa de comportamento tanto do indivíduo consigo mesmo quanto em relação aos outros e ao mundo em geral.

Os conceitos morais adquiridos evoluem também em duas direções: uma parte dos conceitos morais adquiridos vai se chocar fortemente com o material excluído da segunda zona de exclusão, que faz parte do verdadeiro eu, criando conflito e divisão interna, focos geradores de angústia patológica. A outra parte é assimilada pelo psiquismo sem conflito com o verdadeiro eu, fazendo parte de uma expectativa de comportamento tanto do indivíduo consigo mesmo quanto em relação aos outros e ao mundo em geral.

A EXPECTATIVA DE COMPORTAMENTO

Para um bom entendimento da formação da expectativa de comportamento, vamos voltar no tempo e na evolução do gênero humano.

Há mais ou menos 200 mil anos atrás surgiu o *Homo sapiens*, na África Oriental. Também surgiram vários outros tipos humanos, como o *Homo floresiensis*, o *Homo rudolfencis*, o *Homo neanderthalensis*, o *Homo ergaster*, o *Homo desinova*, o *Homo soloensis* e o *Homo erectus*.

Há 30 mil anos, os neandertais (*Homo neanderthalensis*) foram extintos e há 13 mil anos, o *Homo floresiensis*. Os outros hominídeos foram extintos no mesmo intervalo. As evidências arqueológicas são de que o responsável por essa extinção em massa dos outros gêneros de *Homos* foi o *Homo sapiens*, que, desde então, reinou inconteste no mundo animal.

O grande diferencial que produziu essa supremacia do *Homo sapiens* sobre todos os outros hominídeos e todo o gênero animal foi o que os historiadores chamam de revolução cognitiva.

Considera-se que a revolução cognitiva aconteceu há mais ou menos 70 mil anos e possivelmente foi causada por algum tipo de mutação acidental no cérebro, que acabou dotando o *sapiens* de linguagem ficcional, capacidade de pensamento idealizado e criação mental e divulgação de mitos. Essa linguagem singular permitiu compartilhar informações sobre os homens, gerando uma complexidade ímpar nas relações sociais e na capacidade de rapidamente conseguir cooperação entre grupos de indivíduos conhecidos e também desconhecidos.

Só os *sapiens* conseguem falar e também acreditar em coisas que não existem e que são criadas por sua imaginação, tais como lendas, mitos, deuses, religiões, entes etc. Toda essa capacidade faz parte da revolução cognitiva.

A capacidade de comunicação ficcional coletiva permitiu que os *sapiens* criassem comunidades que acreditavam nos mesmos mitos e, em função disso, conseguissem a colaboração entre indivíduos estranhos, calcados na crença de que acreditar nas mesmas lendas e nos mesmos mitos os tornava iguais e confiáveis.

Podemos dizer que durante a evolução do *Homo sapiens* uma das maiores ferramentas que possibilitaram sua supremacia diante dos animais e de outras categorias de hominídeos foi sua incrível capacidade de fantasiar e de idealizar comportamentos. Essa capacidade mental estabeleceu uma habilidade de colaboração coletiva muito superior à dos animais e dos outros hominídeos.

Nas pequenas comunidades os indivíduos se conhecem e colaboram entre si pelas necessidades e pela intimidade dada por esse conhecimento; os indivíduos estranhos à comunidade são geralmente vistos com desconfiança e às vezes tratados com hostilidade, dificultando a participação grupal e a colaboração.

Essa capacidade de idealização foi responsável pelo fato de o ser humano ter conseguido formar conjuntos comunitários de número muito superior ao de um simples bando e criar estratificações sociais tão complexas como a formação de estados, países, seitas, religiões e grandes crenças consensuais, sendo a criação do dinheiro como padrão de troca uma das mais significativas.

Todo mundo acredita no dinheiro!

Se formos pensar de maneira extremamente realista, é um absurdo trocar mercadorias como carros, joias, sacos de comida, roupas, serviços etc. por um punhado de papel colorido (notas de dinheiro) ou, pior ainda, um recibo cunhado com a apresentação de um cartão de plástico (cartão de crédito). Isso só é possível porque as pessoas acreditam e confiam no mito criado, difundido e aceito de que esses papéis e esses cartões de plástico têm um valor consensual estabelecido. O mito do dinheiro, criado cinco mil anos atrás, é uma das *expectativas de comportamento* bem estruturadas que geram uma confiança mútua instantânea em pessoas completamente estranhas em praticamente qualquer parte do mundo.

Vivemos abarrotados de expectativas de comportamento, tanto em relação a nós mesmos como em relação aos outros: "Os médicos estudaram muito e sabem do que estão falando!", "Os religiosos são pessoas boas e confiáveis", "Os velhos são sábios", "O policial é um protetor", "A bondade leva ao reino dos céus", "O pecador vai para o inferno", "Se meu marido me trair me separo dele na hora", "Jamais aceitarei propina!" e milhares de outras crendices.

Assim acabamos influenciados por uma série de crenças que na maior parte das vezes não têm fundamento lógico, como: "Se tal pessoa torce pelo mesmo time de futebol que eu, claro que é boa gente!", "Se é de determinada religião, claro que é confiável!", "Se foi formado na faculdade tal, é obvio que é competente!" etc.

Todas essas crenças – desde as histórias infantis até as diversas seitas religiosas, as escolas e a sociedade em geral – estão tão difundidas que são incorporadas, sem o devido questionamento, no conceito de identidade do indivíduo. Podemos dizer que esse conjunto normativo faz parte da moral e dos costumes dessa sociedade.

Dessa forma, o conceito de identidade registrado no POD do indivíduo pode ser dividido em duas partes. Uma delas é formada pelos elementos das figuras de mundo interno que se chocam com o material excluído depositado na segunda zona de exclusão e é responsável pela geração de conflitos e divisões internas no intrapsíquico e pela angústia patológica decorrente desses conflitos.

A resolução desses conflitos é feita no mundo intrapsíquico e implica o resgate do material da segunda zona (verdadeiro eu) e a modificação, flexibilização ou mesmo eliminação da parte das figuras de mundo interno conflitantes.

A outra parte é formada pelas figuras do mundo interno assimiladas pelas vivências e pelos conceitos do próprio indivíduo que vão gerar uma *expectativa de comportamento em relação a si mesmo, ao outro e ao mundo em geral. Essa expectativa de comportamento interna, quando confrontada com situações externas que agridem, contradizem, frustram ou ameaçam essa expectativa, gera a angústia circunstancial.* A resolução da angústia circunstancial implica a mobilização da parte sadia do cliente. É uma angústia de mundo externo.

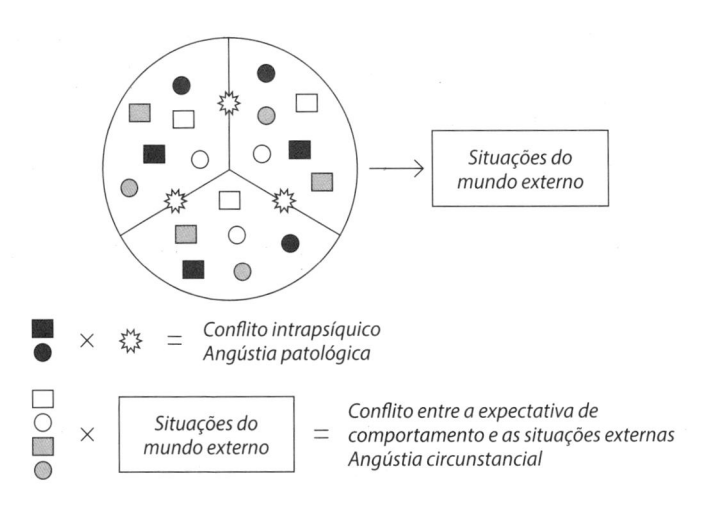

Podemos e devemos separar as angústias circunstanciais em dois grandes blocos:

- Angústia circunstancial por ameaça real. Acontece quando a angústia é desencadeada por uma situação de ameaça real, como a perda de emprego, uma doença na família, um acidente de carro, um assalto, uma traição etc. Nessas situações a resolução da angústia é feita pela mobilização da parte sadia do cliente para que ele consiga alocar seus recursos psíquicos, assim como seus recursos reais para fazer frente à ameaça. Nessas situações o terapeuta pode e deve orientar, instruir e aconselhar o cliente, ajudar a mobilizar outros profissionais que se façam necessários e até mesmo compartilhar os conteúdos envolvidos.

- Angústia circunstancial por frustração da expectativa de comportamento. A expectativa de comportamento está localizada no POD do indivíduo e foi assimilada como parte sadia e fazendo parte de seu conceito de identidade. Ela não tem conflito com o material excluído e não gera angústia patológica. A angústia circunstancial vai ser acionada por um choque entre a expectativa de comportamento e a realidade objetiva. Esse choque causa normalmente desencanto, desilusão ou descrença. Devemos ter sempre em mente que quando há desilusão é porque existia ilusão, quando há desencanto é porque havia expectativa e quando há descrença é porque existia uma crença.

A ilusão, a expectativa e a crença, nessas situações, fazem parte da expectativa de comportamento. A desilusão, o desencanto ou a descrença são resultantes do contato com a realidade objetiva e estão corrigindo a expectativa de comportamento que estava fora ou em desencontro com a realidade objetiva. Podemos dizer que a "saúde" está no desencanto, na desilusão e na descrença e a "doença" está na ilusão, na expectativa e na crença em questão.

A resolução da angústia circunstancial resultante do choque entre a expectativa de comportamento e a realidade externa é a modificação da expectativa de comportamento.

A modificação da expectativa do comportamento é uma das situações mais complicadas da psicoterapia e consome grande parte do processo psicoterápico. Podemos dizer que a angústia circunstancial causada pela frustração da expectativa de comportamento é uma parte muito maior do processo psicoterápico que o manejo dos conflitos de mundo interno geradores de angústia patológica.

A modificação da expectativa de comportamento implica dois grandes desafios: um relacionado ao cliente e outro ao terapeuta.

Quando relacionada ao cliente, a modificação da expectativa de comportamento implica o questionamento das crenças, dos valores morais e religiosos, das doutrinas, dos valores familiares e, muitas vezes, dos usos e costumes da comunidade em que o cliente foi criado. Esse conjunto de valores foi incorporado como parte sadia pelo cliente e não está em conflito com material excluído de segunda zona. Portanto, essa abordagem implica uma mudança do que o cliente considera sua parte sadia e só não continua sendo assim porque foi confrontada e questionada pela realidade objetiva da vida. Lembremos que todo o conceito de identidade está registrado em circuitos da cadeia neural psicológica no cérebro do cliente.

Em outras palavras, *a modificação da expectativa de comportamento do conceito de identidade implica a modificação do que o cliente considera parte sadia e só vai ocorrer porque essa mesma parte sadia foi confrontada e questionada com a realidade objetiva da vida e não mais pode ser considerada sadia!*

Quanto ao terapeuta, uma vez detectado que a angústia circunstancial do cliente é resultante do confronto e questionamento entre sua expectativa de comportamento e a realidade objetiva da vida, cabe-lhe conduzir o processo de modificação da expectativa de comportamento de seu cliente.

Essa condução implica a seguinte questão: quais critérios o terapeuta vai usar para modificar essa expectativa de comportamento? Como ficam as expectativas de comportamento do terapeuta, suas crenças e seus valores?

Comumente essa condução acaba tendo como critério o bom senso do profissional. Mas existem terapeutas e terapeutas, e esse critério é muito pouco confiável. Além do mais, essas mudanças sem um critério configurado acabam sendo vistas ou sentidas como uma doutrinação dele ou como uma simples opinião e ponto de vista.

Devemos considerar que o terapeuta também tem suas expectativas de comportamento, que ele considera partes sadias, e elas nem sempre foram devidamente confrontadas com a realidade objetiva da vida.

Na tentativa de criar alguns parâmetros mais configurados, desenvolvi alguns critérios que abrangem a maior parte das angústias circunstanciais que costumam aparecer na psicoterapia, incorporando também outros que servem para o manejo e a resolução da angústia existencial. Eles foram publicados no volume V desta coleção e são:

1. Os critérios motivacionais na vida.
2. A vinculação e desvinculação entre os sentimentos espontâneos e os sentimentos adquiridos.
3. O valor moral e o valor essencial dos sentimentos.
4. A posição narcísica no mundo.
5. A passagem da contenção superegoica para a contenção egoica.
6. A identificação dos conteúdos da brecha entre fantasia e realidade.
7. A necessidade do projeto de vida.

Essa sistematização não tem a pretensão nem consegue abarcar todas as crenças da expectativa de comportamento, mas ajuda a ter uma referência maior que apenas apelar para o bom senso do terapeuta.

Referências bibliográficas

BAZIRE, Stephen. *Psychotropic drug directory.* Wawickshire: Lloyd-Reinhold Comunications, 2014.

CORDIOLI, Aristides V. *Psicofármacos.* Porto Alegre: Artmed, 2011.

DIAS, V. R. C. S. *Psicodrama: teoria e prática.* São Paulo: Ágora, 1987.

_____. *Análise psicodramática.* São Paulo: Ágora, 1994.

_____. *Sonhos e psicodrama interno na análise psicodramática.* São Paulo: Ágora, 1996.

_____. *Vínculo conjugal na análise psicodramática.* São Paulo: Ágora, 2000.

_____. *Sonhos e símbolos.* São Paulo: Ágora, 2002.

_____. *Psicopatologia e psicodinâmica na análise psicodramática, volume VI.* São Paulo: Ágora, 2006.

_____. *Sonhos e símbolos na análise psicodramática.* 2. ed. rev. São Paulo: Ágora, 2014.

DIAS, V. R. C. S.; SILVA, V. A. *Psicopatologia e psicodinâmica na análise psicodramática, volume II.* São Paulo: Ágora, 2008.

DIAS, V. R. C. S. *et al. Psicopatologia e psicodinâmica na analise psicodramática, volume III.* São Paulo: Ágora, 2010.

Dias, V. R. C. S. *et al. Psicopatologia e psicodinâmica na análise psicodramática, volume IV*. São Paulo: Ágora, 2012

Dias, V. R. C. S.; Silva, V. A. *Psicopatologia e psicodinâmica na análise psicodramática, volume V*. São Paulo: Ágora, 2016

Doidge, N. *O cérebro que se transforma*. Rio de Janeiro: Record, 2011.

Domingos, P. *O algoritmo mestre*. São Paulo: Novatec, 2017.

Fleury, H. J. *et al. Psicodrama e neurociência*. São Paulo: Ágora, 2008.

Gleiser, M. *A ilha do conhecimento*. Rio de Janeiro: Record, 2014.

_____. *A criação imperfeita*. Rio de Janeiro: Record, 2010.

Goodman, L. S.; Gilman, A. G. *As bases farmacológicas da terapêutica*. 11. ed. Rio de Janeiro: McGraw-Hill, 2006.

Harari, Y. N. *Sapiens: uma breve história da humanidade*. Porto Alegre: L&PM, 2012.

Harari, Y. N. *Homo Deus*. São Paulo: Companhia das Letras, 2016.

Kaku, M. *A física do futuro*. Rio de Janeiro: Rocco, 2012.

Lent, R. *Cem bilhões de neurônios*. São Paulo: Atheneu, 2010.

Machado, Angelo B.M. *Neuroanatomia funcional*. São Paulo: Atheneu, 2006.

Nascimento, M. I. C. *et al. Manual diagnóstico estatístico de transtornos mentais: DSM-5*. Porto Alegre: Artmed, 2014.

Nicolelis, M. *Muito além do nosso eu*. São Paulo: Companhia das Letras, 2011.

Sadock, B. J.; Sadock V. A. *Compêndio de psiquiatria*. Porto Alegre: Artmed, 2007.

Satinover, J. *O cérebro quântico*. São Paulo: Aleph, 2007.

Sharf, C. *Segredos da gravidade*. Rio de Janeiro: Zahar, 2016.

Stahl, S. M. *Psicofarmacologia*. Rio de Janeiro: Guanabara Koogan, 2014.

Tyson, N. deGrasse. *Origens*. São Paulo: Planeta, 2015.

_____. *Buracos negros*. São Paulo: Planeta, 2016.

Os autores

DR. VICTOR ROBERTO CIACCO DA SILVA DIAS é formado em Medicina pela Faculdade de Medicina da Universidade de São Paulo (FMUSP) e em Psicodrama pela Associação Brasileira de Psicodrama e Sociodrama (ABPS), em São Paulo. Fundou e coordena a Escola Paulista de Psicodrama e Análise Psicodramática (EPP). É o criador da análise psicodramática e da teoria de programação cenestésica. Tem os seguintes livros publicados pela Editora Ágora:

Psicodrama: teoria e prática; Análise psicodramática e teoria da programação cenestésica; Sonhos e psicodrama interno na análise psicodramática; Vínculo conjugal na análise psicodramática – Diagnóstico estrutural dos casamentos; Sonhos e símbolos na análise psicodramática – Glossário de símbolos (primeira e segunda edições); Psicopatologia e psicodinâmica na análise psicodramática (volumes I ao V).

Exerce função didática e de coordenação na Escola Paulista de Psicodrama e Análise Psicodramática (EPP) e trabalha em clínica particular como terapeuta.

DR. GABRIEL AUGUSTO DE ARAÚJO SILVA DIAS é formado em Medicina e Psiquiatria pela Universidade Estadual de Campinas (Unicamp) e psicoterapeuta pela Escola Paulista de Psicodrama e Análise Psicodramática (EPP). Exerce função didática na EPP e atende como psiquiatra e psicoterapeuta em clínica particular.

www.gruposummus.com.br

IMPRESSO NA

sumago gráfica editorial ltda
rua itauna, 789   vila maria
02111-031   são paulo   sp
tel e fax 11 **2955 5636**
sumago@sumago.com.br

G R Á F I C A
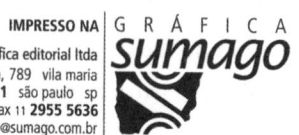